とっさに言葉が出てこない人のための

脳に効く早口ことばスパルタ

脳トレ博士
東北大学教授
川島隆太

早口ことば芸人
大谷健太

サンマーク出版

プロローグ

あら？
家の鍵どこに
置いたかしら？

幼馴染の名前が
思い出せないわ～

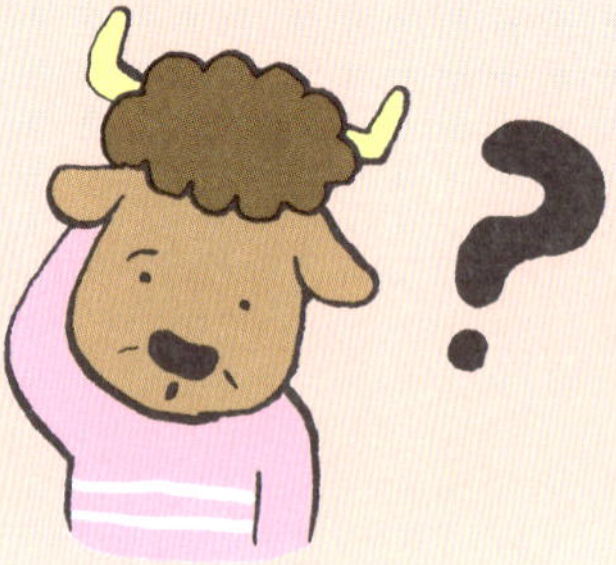

母60代

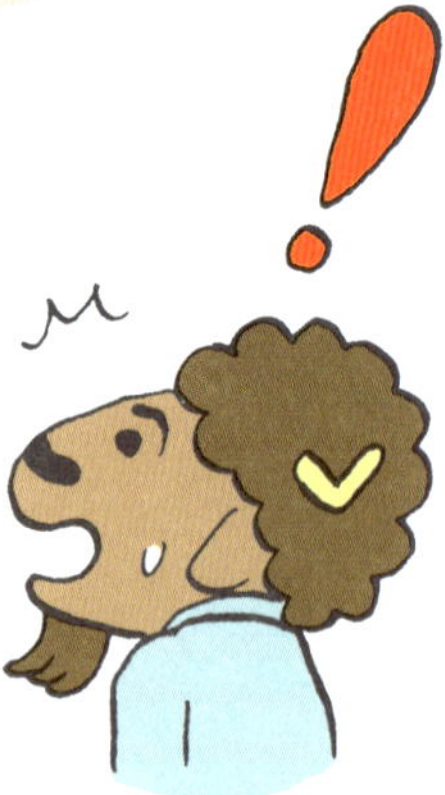

最近母と話していて、もの
忘れが増えたなと思うこと
があります。そうなるとやっ
ぱり認知症が心配……。
川島先生、教えてください！
認知症が起きる人と起きな
い人の差ってなんですか？

本書の編集者

▶ 認知症とは……

さまざまな理由で認知能力が低下し、健全な日常生活を送れなくなっている状態を指します。認知機能とは、注意力、判断力、記憶力、五感などの脳のはたらき、心のはたらきのすべてと考えましょう。

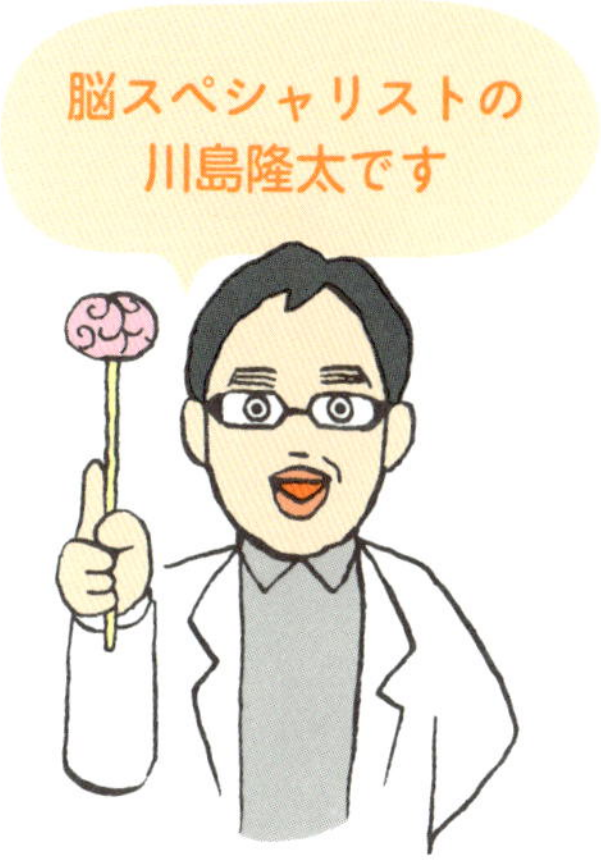

現在、65歳以上の日本人の約17～18％が認知症だといわれています。85～89歳では約40％、90歳以上ではその割合は約60％にものぼります。では、どんな生活をしたら認知症の予防になるのか、具体的には下のような生活習慣が挙げられます。

▶ 認知症になりにくい生活習慣

- 食事や睡眠などに気をつけ、規則正しい生活を送ること

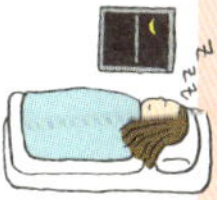

- 有酸素運動をすること

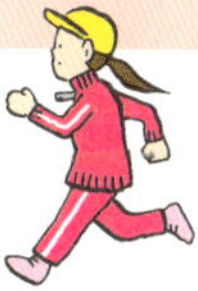

- 人と会い、社会性を保つこと
- **脳を積極的に使う**こと

栄養バランスの偏りにより脳の健康に悪影響を及ぼす、運動不足やスマホ依存により**脳への刺激が少なくなり認知能力の低下を招く**など、これらの生活習慣は認知症の一因となります。そしてもうひとつ、認知症予防の大事な生活習慣が、**日常的に脳を使うこと！**
その生活習慣を補うのが「早口ことば」です。

早口ことばで、脳を簡単に・楽しく・積極的に使える生活習慣が手に入る！

早口ことばが、認知症を遠ざける理由《ワケ》

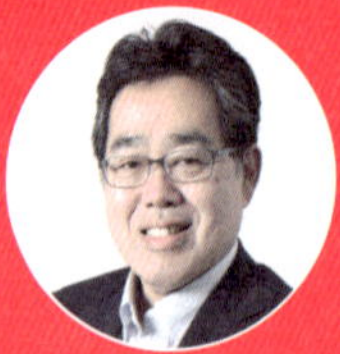

川島隆太（かわしま・りゅうた）
医学博士。東北大学加齢医学研究所教授。脳活動のしくみを研究する「脳機能イメージング」のパイオニア、脳機能開発研究の第一人者。

老化脳にも、認知症にも効果的！

認知症の原因疾患としては、「アルツハイマー型認知症」が全体の60〜70％を占めます。アルツハイマー型認知症は、年を取ればとるほど、そして脳をはたらかせていないとなりやすいものです。

次に多いのが「脳血管型認知症」で、これは脳出血や脳梗塞の後遺症として起こる認知

認知症の原因となる病気

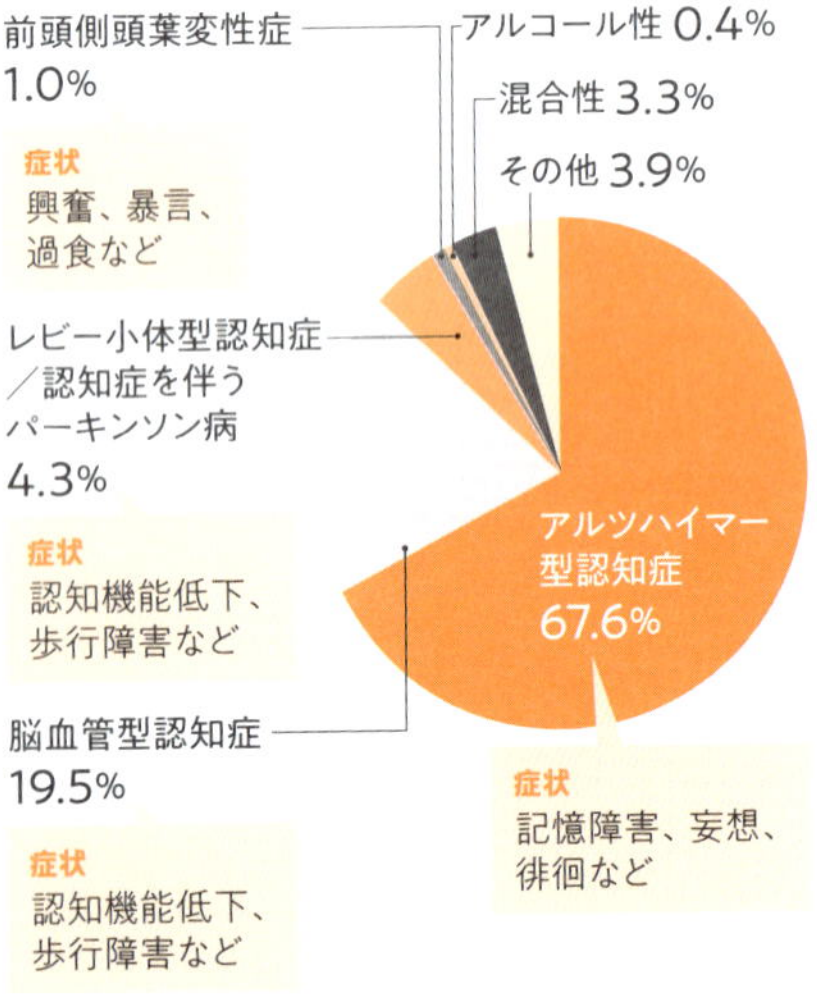

出典：厚生労働省「都市部における認知症有病率と認知症の生活機能障害への対応」

症です。原因は異なりますが、どちらも**脳の疾患や障害により脳のはたらきが悪くなり、認知機能が低下**していく病気。このうち、早口ことばで認知機能向上の効果が期待できるのは、アルツハイマー型認知症です。

また、みなさんのイメージにもあるでしょうが、「アルツハイマー型認知症」の初期症状として、もっとも多いのが記憶障害（もの忘れ）です。ただし、ここでひとつ知っておいてもらいたいことがあります。

それは、もの忘れは加齢によっても起こるということです。

その違いは、忘れた記憶が直前のものか、古い記憶なのかによって判断がつきます。

まず、「ついさっき会った人の名前が思い

加齢による「もの忘れ」

- 体験したことの一部を忘れる
- もの忘れの自覚がある
- ヒントがあれば思い出せる
- 最近会っていない人の名前が出てこない

⇔

認知症による「もの忘れ」

- 体験したことすべてを忘れる
- もの忘れの自覚がない
- ヒントがあっても思い出せない
- よく会う人の名前が出てこない

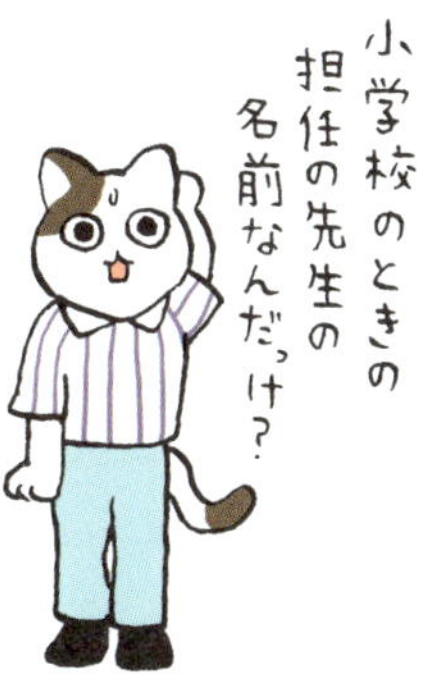

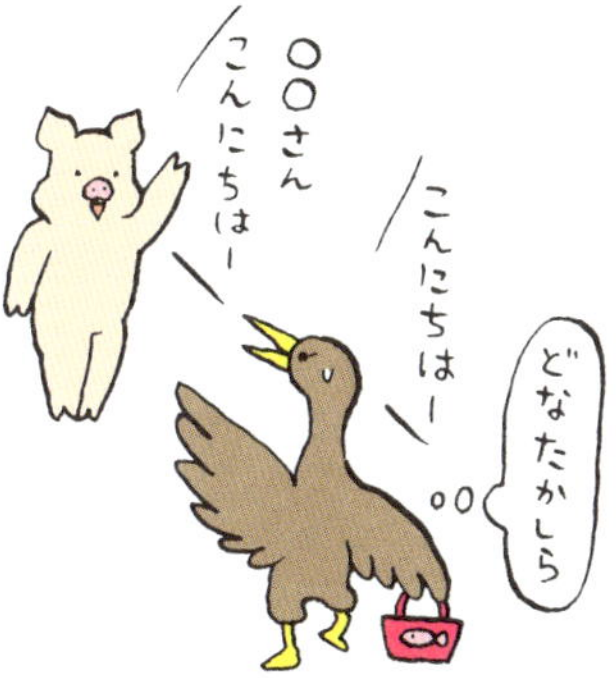

出せない」など直前の記憶がうまく取り入れられないという場合。これはアルツハイマー型認知症のもの忘れを疑わせるものです。一方、「幼馴染の名前が思い出せない」など古い記憶が思い出せない場合は、加齢によるものと判断すればいいでしょう。

どちらにせよ**早口ことばのすごいところは、アルツハイマー型認知症と老化によるもの忘れのどちらにも効果が期待できる**ということです。

なお、わたしたちの研究から、アルツハイマー型認知症と診断された方に週5日、短い文章の音読やひらがなの拾い読みを声に出してもらったところ、認知機能が向上するという結果が得られました。

脳は使えば使うほど、若返る！

アルツハイマー型認知症については、薬を使っても認知能力の向上には至っていません。あくまで落ちていく認知機能を緩やかにする効果のみです。しかし、**短い文章を声に出して読むことなどで、薬以上の効果を発揮する**ことができました。

「早口ことばを言う」という動作では、①文字を見て→②それを脳で情報処理し→③音に変換して口から発し→④言った声を自分の耳で受け取り→⑤脳にインプットするといった処理が行われています。この一連の処理が、脳を活性化させているのです。

最初は1日1分からでもよいので、早口ことばを毎日の習慣にしてみましょう。脳も体のほかの器官と同じで、使わないと衰えますし、毎日トレーニングをすることで基礎力が上がります。

ふだん運動をしていない人が、いきなり高いハードルを越えることはできませんよね？　まずは低いハードルから徐々に慣らしていく必要があります。そして、それは脳トレも同じ！　まずは自分ができるレベルから挑戦してクリアできたら、次はもう少し高いハードルを用意して飛び越す練習をします。こうして繰り返すことで、より高いハードルを飛び越える力、脳の力がついてきます。

本書では楽しく（ときに厳しく）認知能力を鍛えられるような早口ことばを多数掲載しています。今回は「スパルタ」と銘打ったとおり、前回の本よりも難しい早口ことばを数多く用意しました。ただし、難しくても楽しく挑めるものばかり。ぜひ毎日気軽に挑戦して、日々飛べるハードルの高さを更新してください。

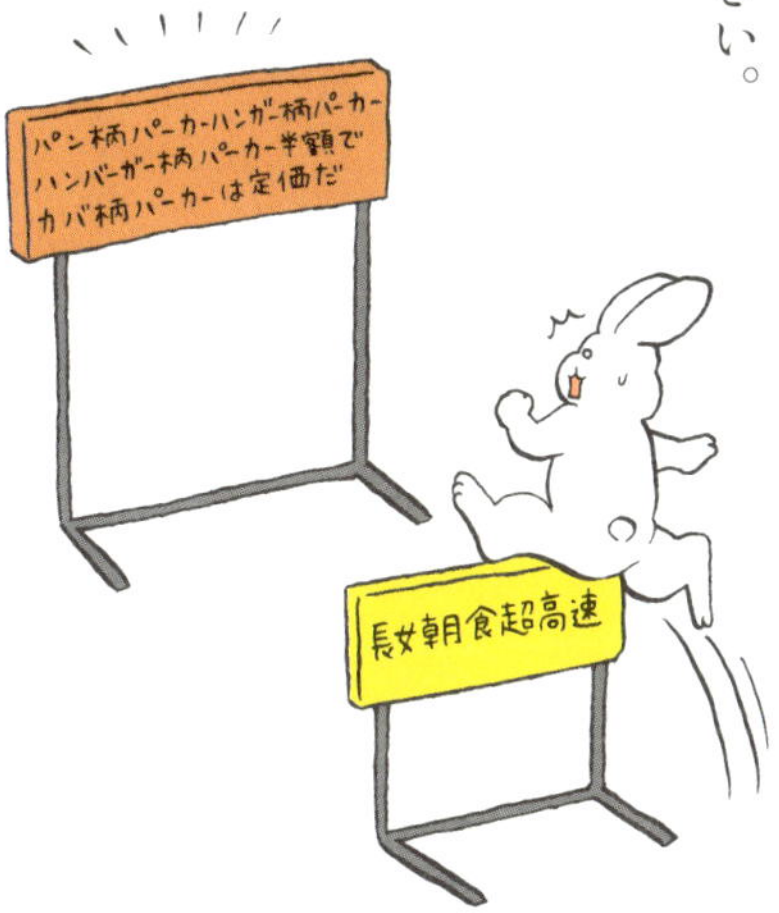
パン柄パーカーハンガー柄パーカー
ハンバーガー柄パーカー半額で
カバ柄パーカーは定価だ
長女朝食超高速

そして今回も早口ことばをつくっていただいたのは、早口ことば芸人としておなじみの**大谷健太**さん！

こんにちは！　大谷です。前回の『脳に効く早口ことば』では、一部の方から「簡単すぎた」との声をいただきました（くやしー）。そこで今回はぼくの威信をかけて激ムズな早口ことばをつくりました！

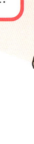

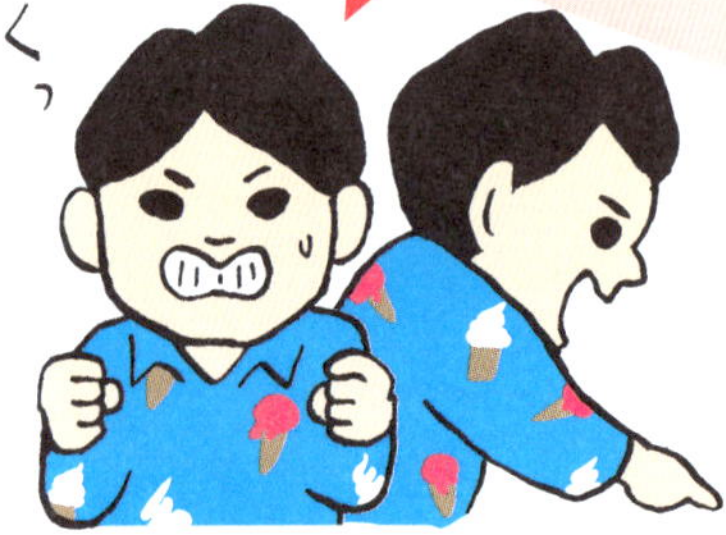

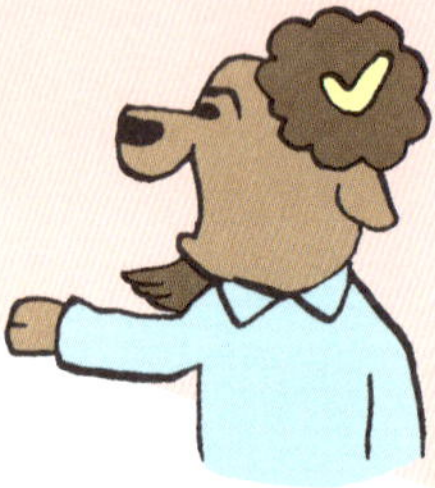

さっそくですが、
ぼくからの挑戦です。

今日《きょう》から
効果的《こうかてき》に強化《きょうか》！
画期的《かっきてき》かつ的確《てきかく》に、
着実《ちゃくじつ》に確実《かくじつ》な
滑舌《かつぜつ》で脳《のう》の機能《きのう》を
究極的《きゅうきょくてき》に急上昇《きゅうじょうしょう》！

大谷健太
（おおたに・けんた）
お笑い芸人。早口ことば作家。得意の絵と早口ことばを組み合わせた「早口ことばネタ」でブレイク。テレビ番組等に多数出演。

耳でカクニン！

どれくらい速く言えばいい？

今回は難易度を大幅アップ！
これに負けず劣らずの早口ことばがそろっているので、
ぜひ挑戦してみてください。
速さの目安は左の QR コードから聞ける音声を参考に！

「脳に効く早口ことば スパルタ」のやり方

基本編

本書から好きな「早口ことば」を選び、文字を見ながらできる限り速く読む。好きな時間に1分でもOK。毎日でも、週2日くらいお休みを入れてもよい。

応用編

1 本を見ながら「早口ことば」を1つ言う。次に本を閉じて、同じ「早口ことば」を暗唱する。
2 翌日は本を見ながら「早口ことば」を2つ言う。次に本を閉じて同じ「早口ことば」2つを暗唱する。
3 毎日、「早口ことば」の数を1つずつ増やしながら、本を見ながら音読→本を閉じて暗唱を繰り返す。

＊5〜7つくらいまで、音読→暗唱ができるようになったら、別の「早口ことば」で同様に行う。記憶力を高める訓練（もの忘れ改善）になる。

ポイント

1 とにかく速く読む。スピード重視が大切。
2 うまく言えなくても、認知症予防や記憶力、滑舌向上に効果があるので、前向きな気持ちで続ける。

スパルタのQ&A

Q 早口ことばはどれくらい続ければ効果が出るの？

A. 70歳以上の人でも、「早口ことば」を**1～2週間続ければ、個人差はあるものの、50～60代くらいの脳の処理能力が得られることが十分期待できます。**

また、認知症の方々に行った「学習療法」（簡単な計算や文字の暗唱など）の結果を見ると、毎日10～15分程度のトレーニングを半年間続けることで、MMSE（認知機能を調べるテスト）の数値の維持や、FAB（前頭葉機能を調べるテスト）で得点が上がるといった効果も見られました。

Q 早口ことばは難しいほうがよいの？

A. **自分にとってやや難しいかな？と思えるレベルに挑戦するのがもっとも効果的。**ただし、ことばの難しさよりも重要なのが読むスピードです。ギリギリしゃべれる速さまでスピードを上げたり、覚えられる限界まで挑戦したりしてみてください。

ギリギリの早口ことばを声に出すことによって、認知速度、いわば頭の回転速度を上げることができます。頭の回転速度が上がると、判断も行動もすべてをより素早く行うことができるようになります。

気になる疑問にズバリ答えます！ 早口ことば

Q インターネットにある早口ことばではだめ？

A．文章を読むとき、紙で読むというのは非常に優れた効果があります。逆にデジタルで読むと、内容が頭に入ってきにくく、情報の応用もしづらいという研究があります。**とくに気をつけたいのが、スマートフォンやタブレットといった読書専用ではない端末**での読書です。目的の情報以外の情報が意図せず頭に入ってきて注意力が削がれてしまい、結果として脳の老化が推し進められることに。文章を読むときは紙で読むことをおすすめします。

Q 子どもがやっても効果はない？

A．そんなことはありません。**早口ことばはこれから認知能力が高まっていく年齢のお子様にも十分効果があると言えます。**音読は前述したとおり、たくさんの感覚を同時にはたらかせます。それにより、記憶力や暗記力、脳のはたらきの成長を助ける効果があるのです。

早口ことばには、子どもからお年寄りまで、どんな年齢の方にとっても、脳を活性化させるはたらきがありますよ！

早口ことばを実践した人の感動の声が届きました！

仕事のストレス解消に役立っています。こんなにおもしろい本ははじめてです。（60歳・女性）

日中1人でいるので、声を出して読み楽しく過ごせています。

（88歳・女性）


人の名前が出てこなくなりましたので、この本を読んで試してみたところ、名前が出てきました。

（60歳・女性）


笑えましたよ〜！　ありえん状況の早口ことばに鋭くツッコミながら、家族と大笑いしながら楽しんでおります。

（60歳・女性）


購入後、さっそく実践。不思議なことに、何事にも意欲的になれました。毎日続けようと思います。

（74歳・女性）

習慣化するようになって1か月くらい経ち、確実に「あれ、あれ」と言う頻度が減りました。　(65歳・女性)

日常で何か単語が出てくると本書の効果だと感じます。少なくともポジティブになりましたので、良書だと断言できます。

(54歳・男性)


デイサービスのみなさんと速読に挑戦しています。みなさん大笑いで楽しんでいます。

(73歳・女性)


おもしろいし、お父さんがまちがえたところが死ぬほどおもしろかったです。

(8歳・女の子)


敬老のプレゼントで購入しましたが、わたしが子どもといっしょにハマっています。「早くおばあちゃんと早口対決したいな～」と言っています。

(50歳・女性)


1週間ほど続けたところ、いつの間にかことばに詰まることが減り、以前よりも会話を楽しんでいる自分がいました。

(57歳・男性)

CONTENTS

辛口

慣れてきたらぴりっと辛めに！ 難易度 の「早口ことば」

激辛

辛さがますます脳に効く！ 難易度 の「早口ことば」

鬼辛 最後は文章にチャレンジ! の「早口ことば」

難易度

この本の見方

本書では、脳に効く「早口ことば」を65個ご紹介します。
効果的なやり方は9ページを参考にしてください。

早口ことばは中辛から鬼辛まで徐々に難易度を上げていますが、難易度はあくまでも目安です。気になる「早口ことば」から挑戦しましょう。

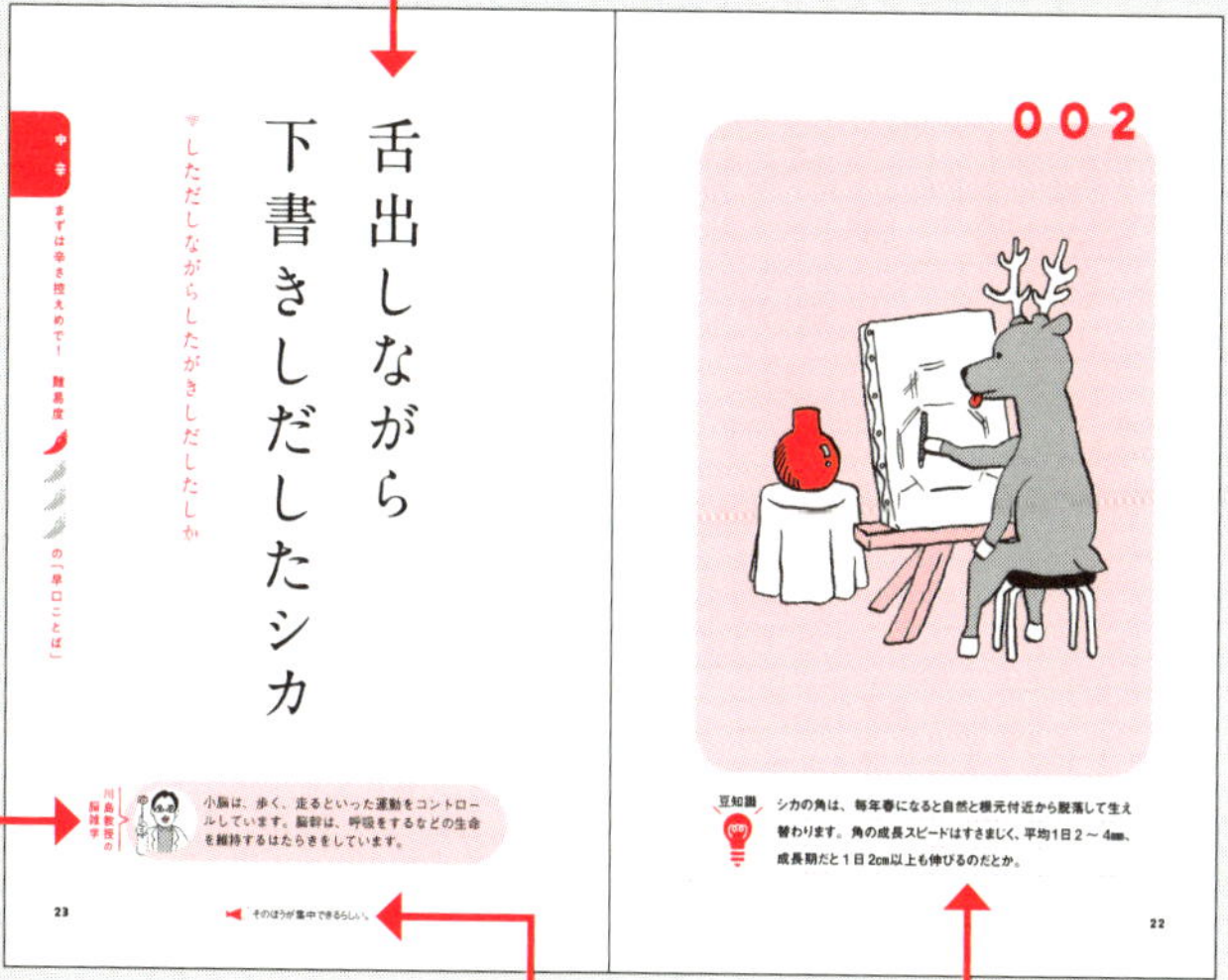

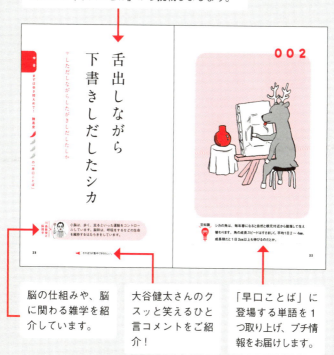

脳の仕組みや、脳に関わる雑学を紹介しています。

大谷健太さんのクスッと笑えるひと言コメントをご紹介！

「早口ことば」に登場する単語を1つ取り上げ、プチ情報をお届けします。

＊「早口ことば」の効果は個人差があります。

辛

控えめで！
「早口ことば」

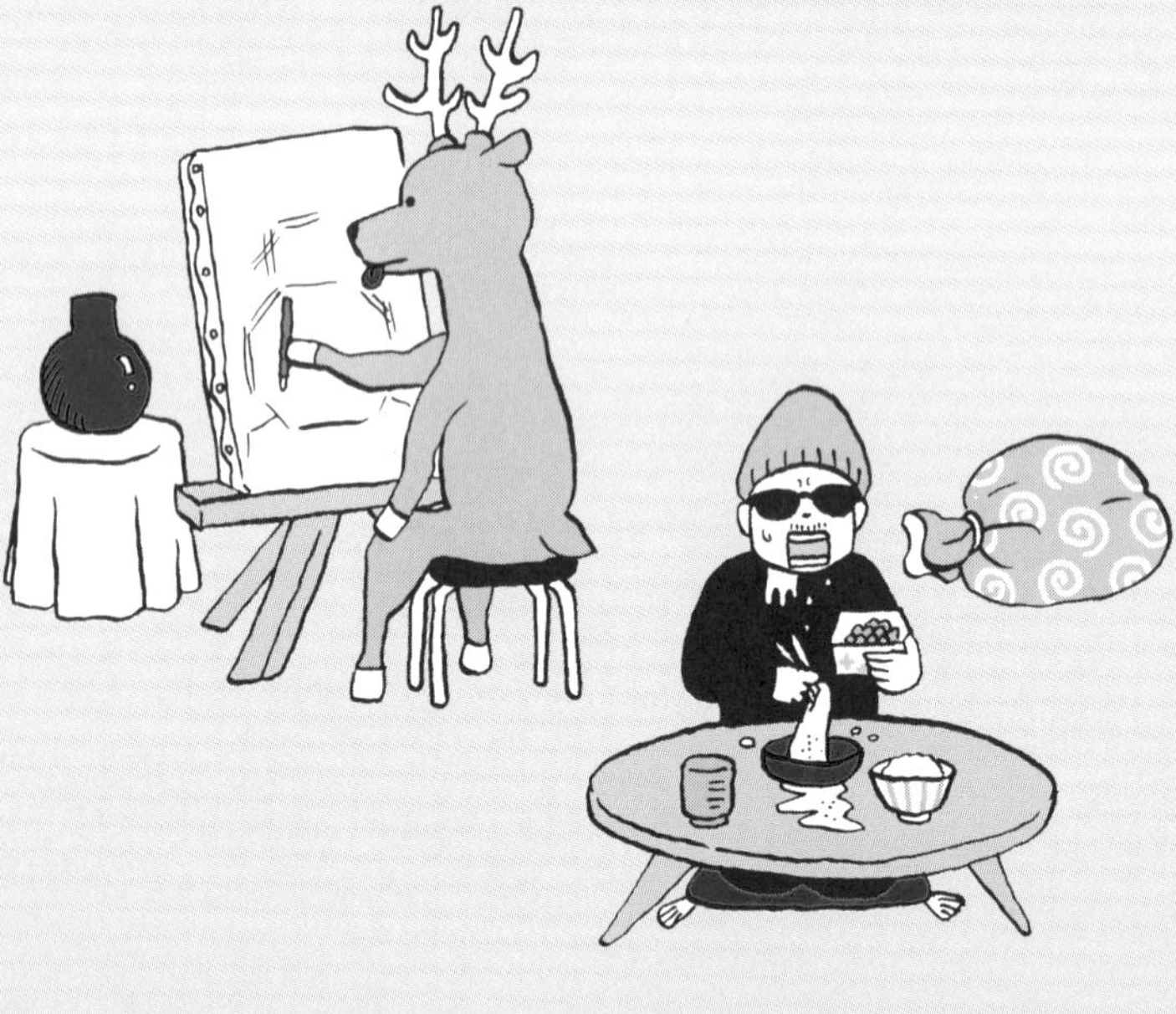

まずは辛さ

難易度

の

今回は、全体的に「早口ことば」を大幅レベルアップ!
とはいえ、最初は肩慣らしからスタートです。
はじめは難しくても、
繰り返し行えば、徐々に口が動いていくはずです。

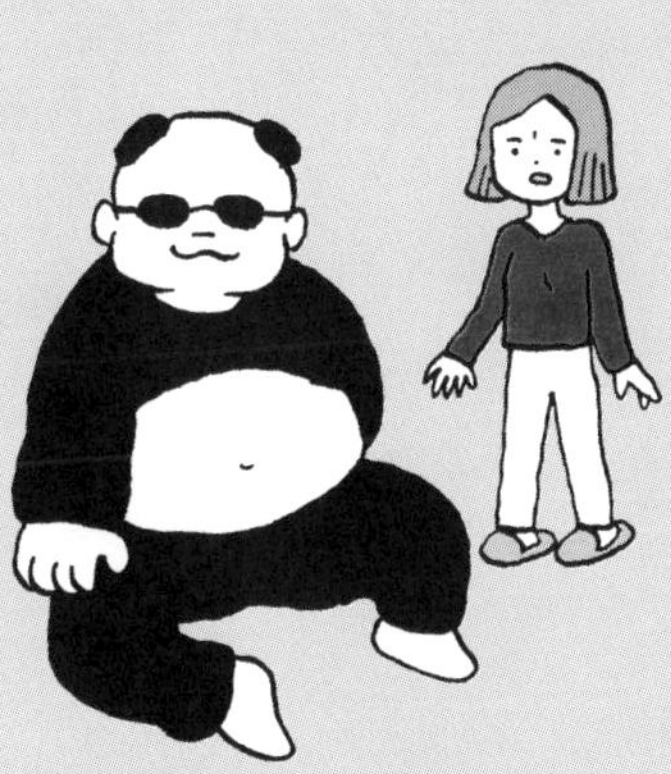

001

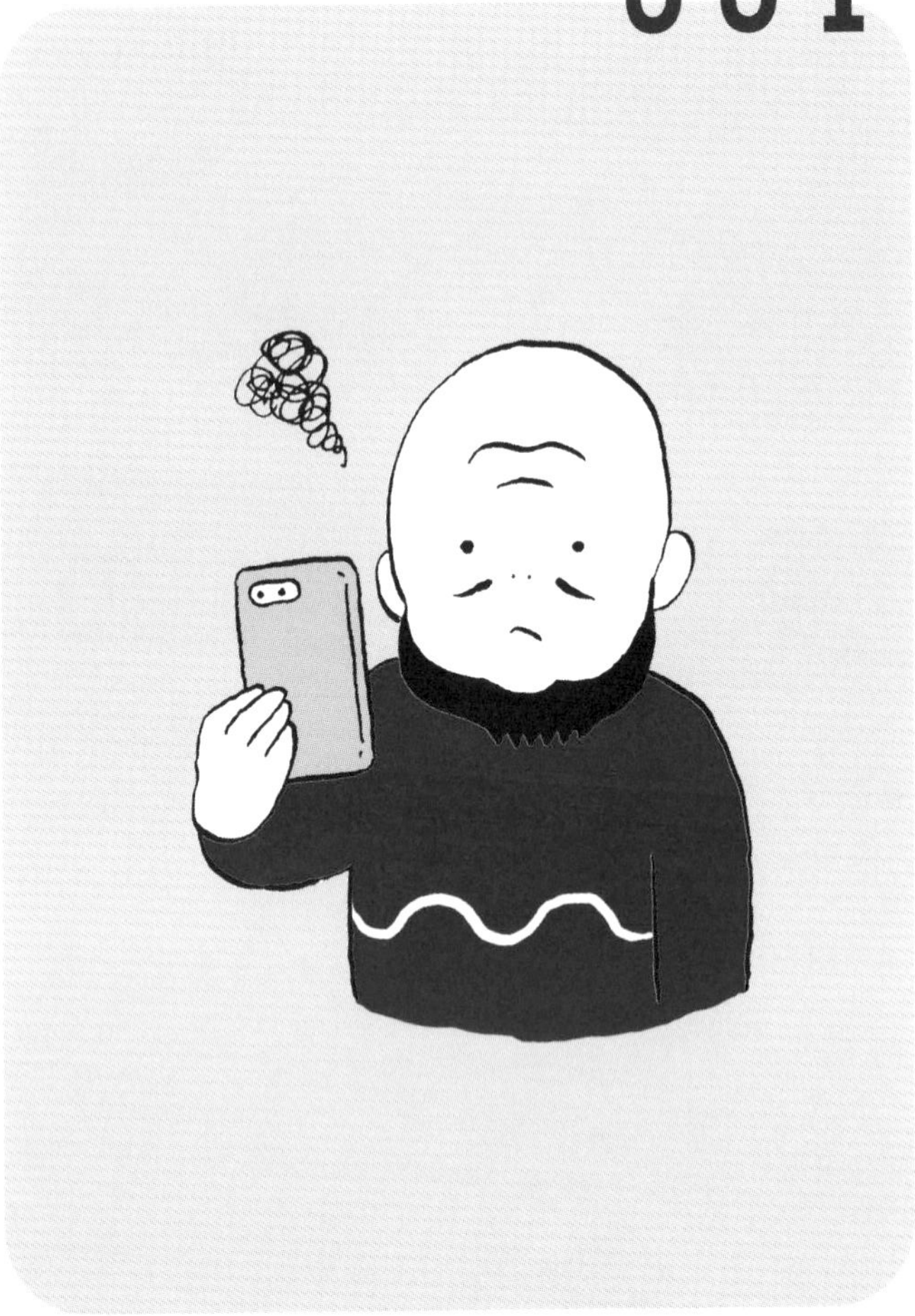

豆知識

人間は顔のパーツの形や指紋で認証を行いますが、動物にも近い認証システムが！　ウシは鼻紋（一頭ごとに異なる鼻についたしわ）で個体識別をして、血統等の証明を行います。

認証しなさそうな印象の人相

▼にんしょうしなさそうないんしょうのにんそう

川島教授の脳雑学

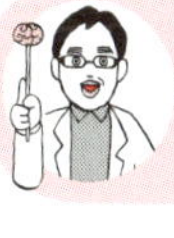

人間の脳はおおまかに、大脳、小脳、脳幹に分けられます。いちばん大きいのが大脳で、人体の司令塔のような役割を果たします。

マスクつけてる訳ではないのに。

002

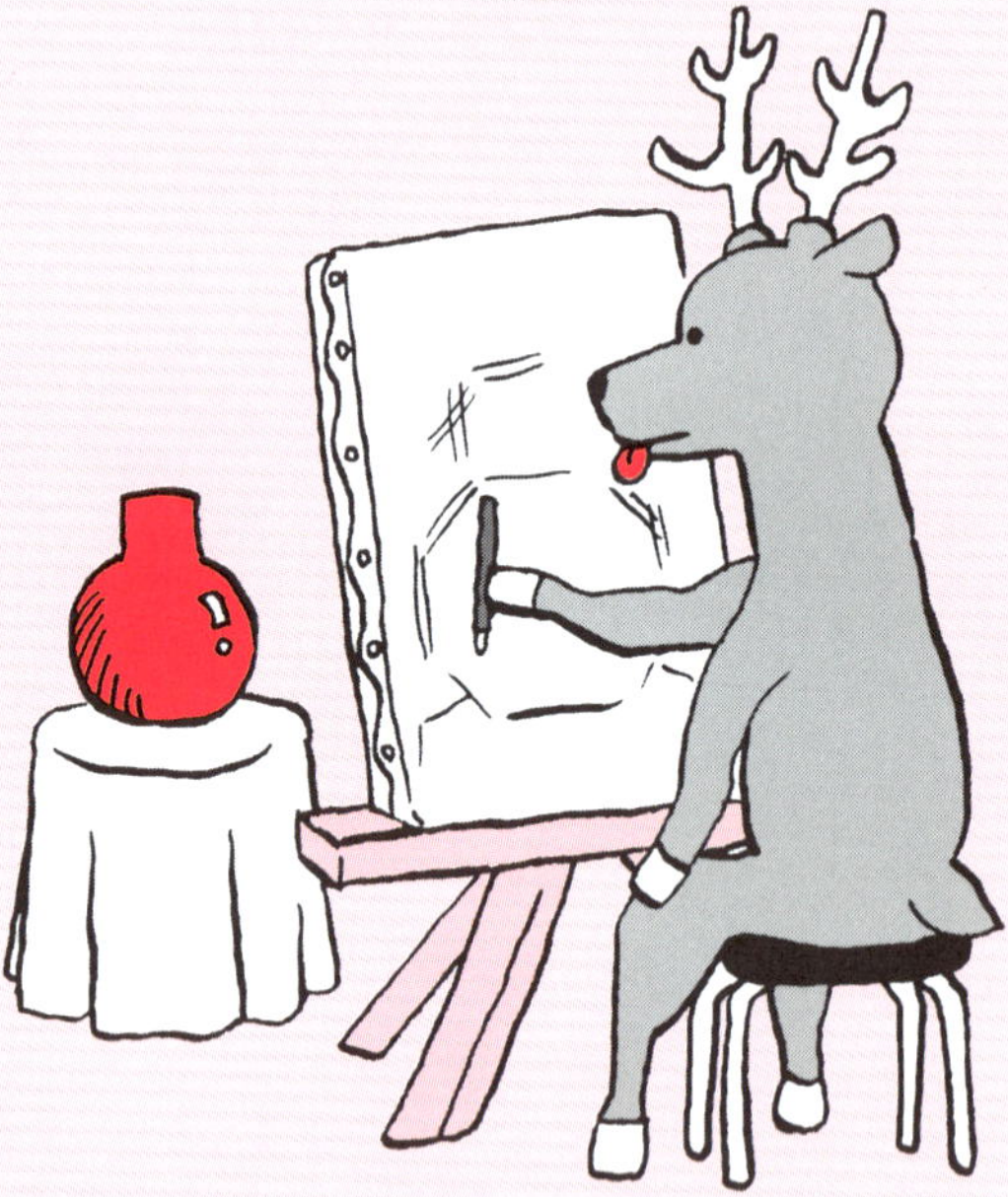

豆知識

シカの角は、毎年春になると自然と根元付近から脱落して生え替わります。角の成長スピードはすさまじく、平均1日２～4㎜、成長期だと１日 2㎝以上も伸びるのだとか。

中辛

まずは辛さ控えめで！ 難易度 の「早口ことば」

舌出しながら
下書きしだしたシカ

しただしながらしたがきしだしたしか

川島教授の脳雑学

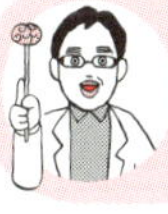

小脳は、歩く、走るといった運動をコントロールしています。脳幹は、呼吸をするなどの生命を維持するはたらきをしています。

そのほうが集中できるらしい。

003

ニコニコ肉2個よく焼く奴

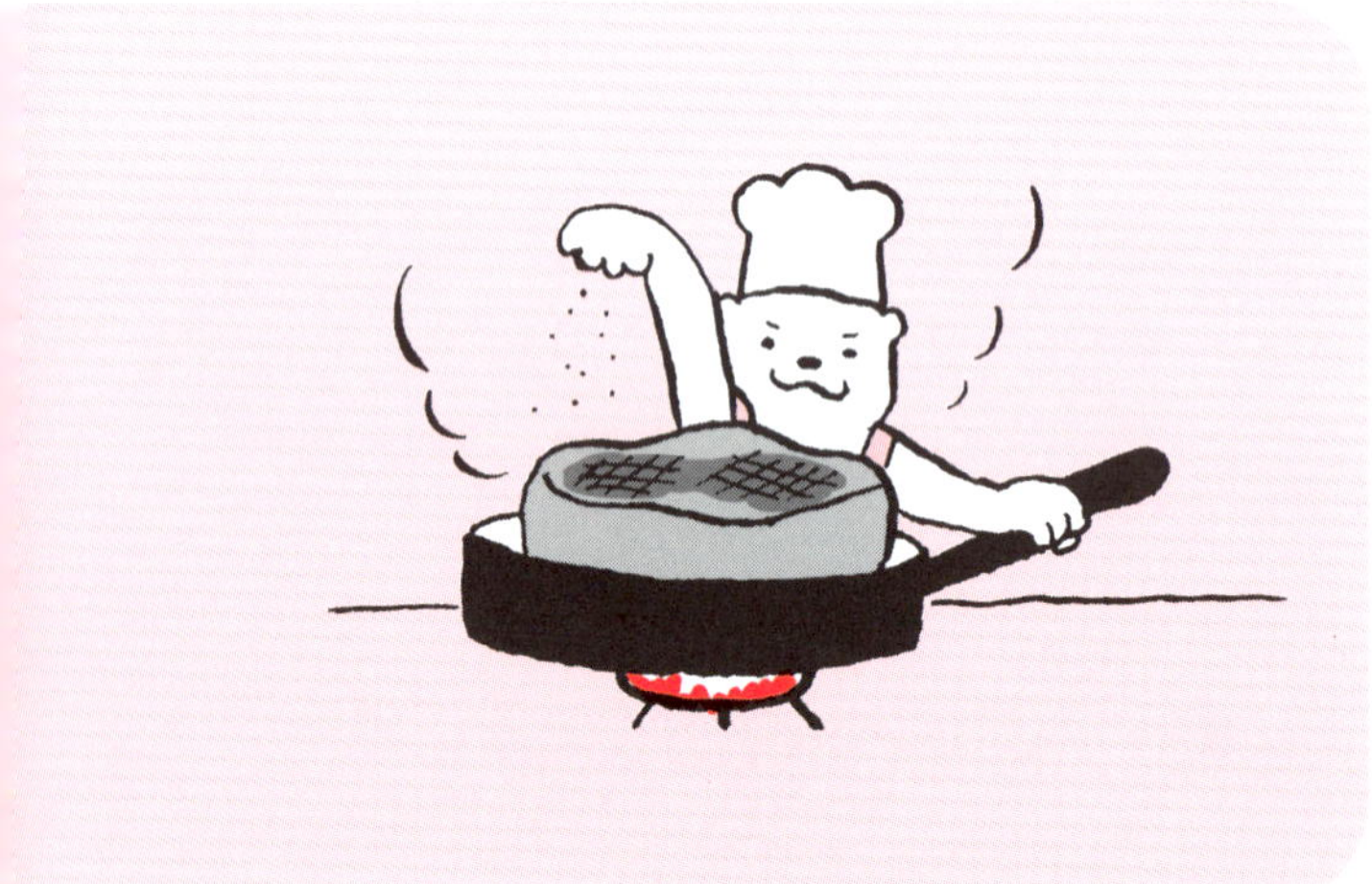

▼にこにこにくにこよくやくやつ

豆知識

ステーキの焼き加減には、「レア」「ミディアム」「ウェルダン」のほか、「ブルー（表面だけ焼けた状態）」「ウェル（しっかり焼けた状態）」など、10段階もの表現があります。

川島教授の脳雑学

大脳はさらに前頭葉、側頭葉、後頭葉、頭頂葉に分かれます。人間はほかの動物と比べて前頭葉が発達しているのが特徴。前頭葉には、運動、思考、判断、記憶といった役割があります。

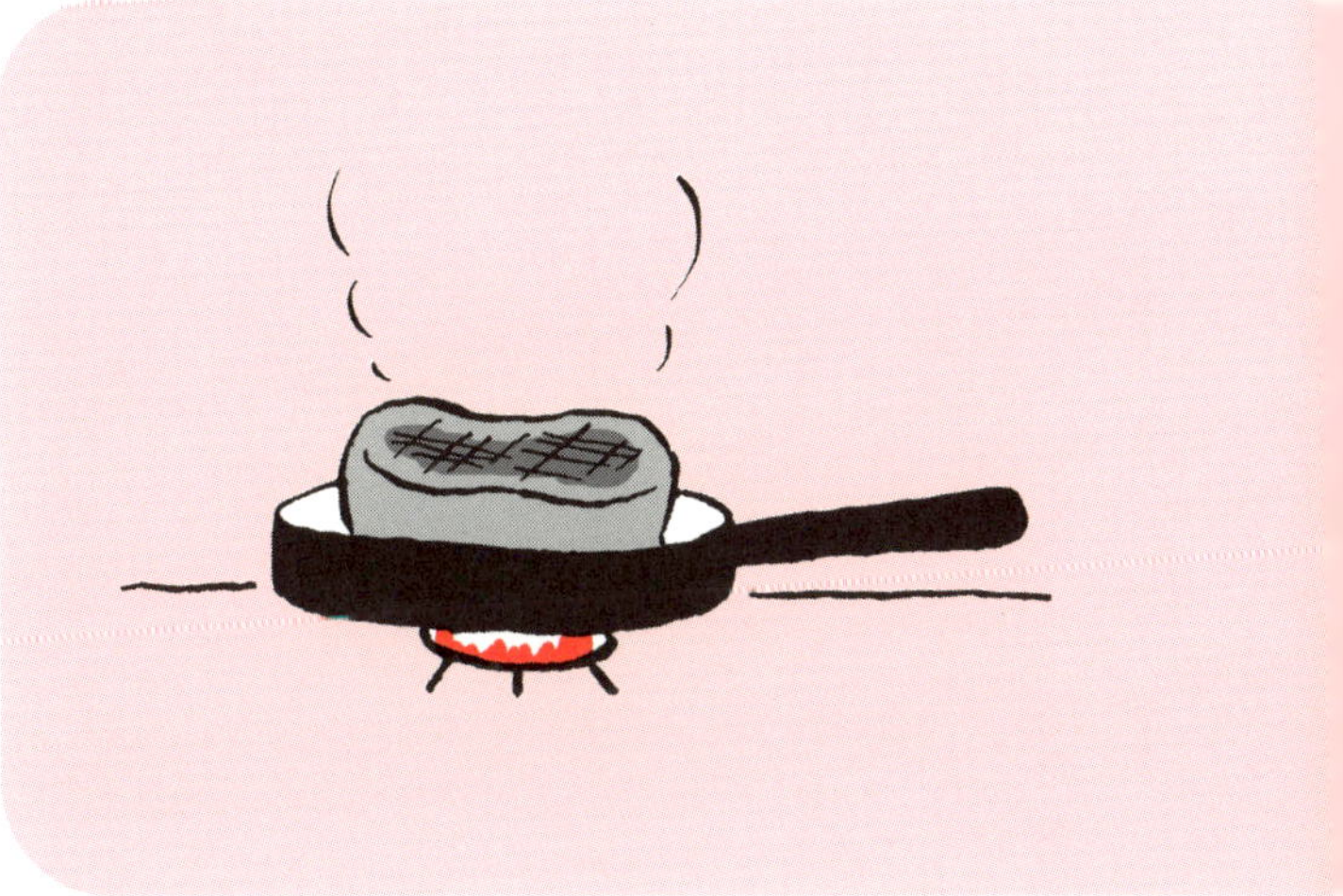

レアでは心配みたい。

004

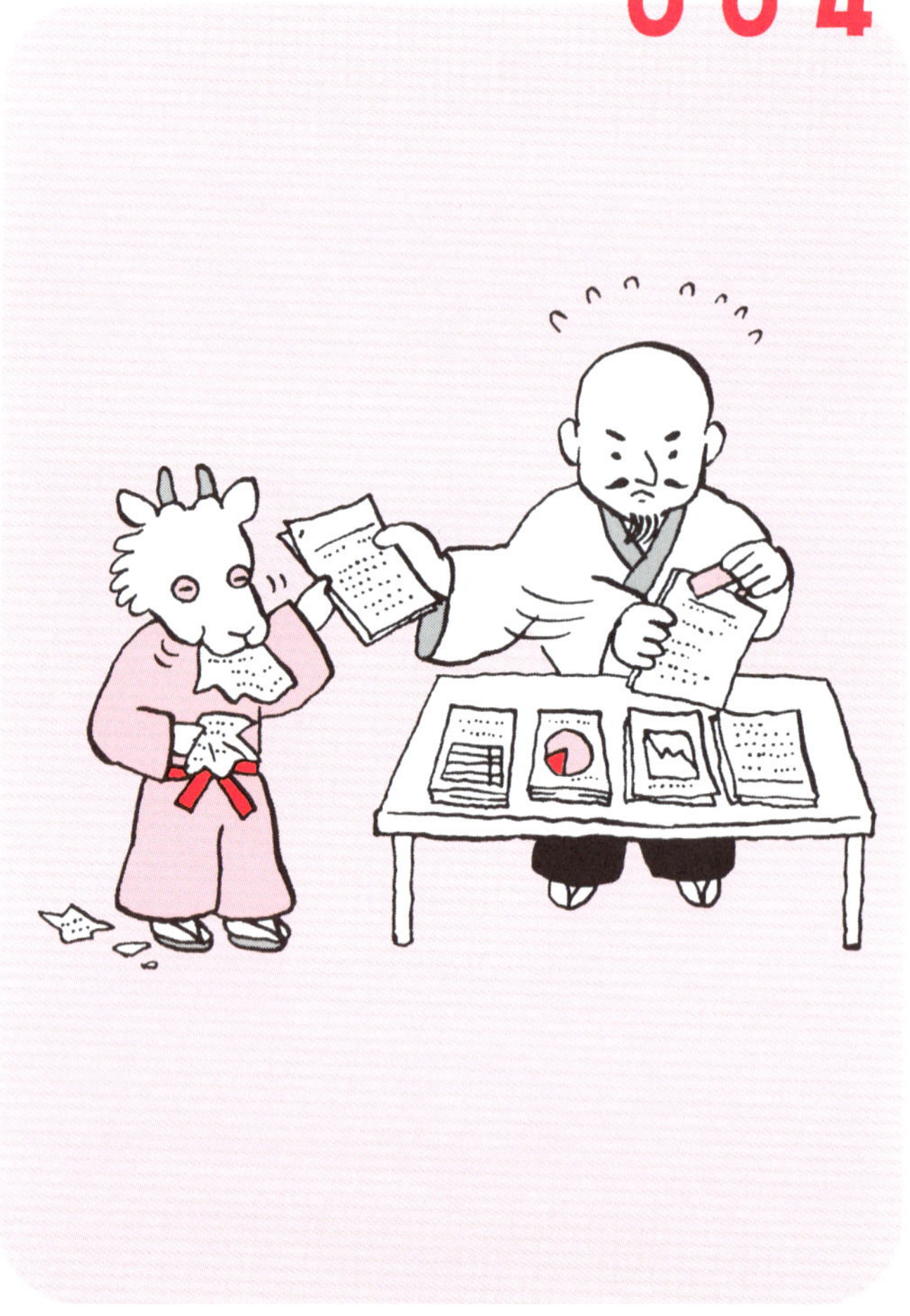

豆知識

食事では、ひと口 30 回噛むのがよいといわれますよね。よく噛むことで顔まわりの筋肉が動き、それによって血流が増加して脳に酸素が送られるため脳細胞のはたらきが活発になるのです。

師匠資料作成し
即咀嚼

ししょうしりょうさくせいしそくそしゃく

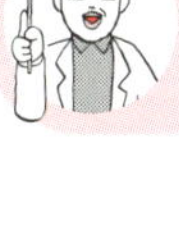

川島教授の脳雑学

成人の脳の重さは1200～1500g。大脳はそのうち約80%を占めます。一方、もっとも大きな脳をもつのはオスのマッコウクジラで約9kg。

よく噛んで食べちゃう。出来たてがいちばんおいしいとのこと。

005

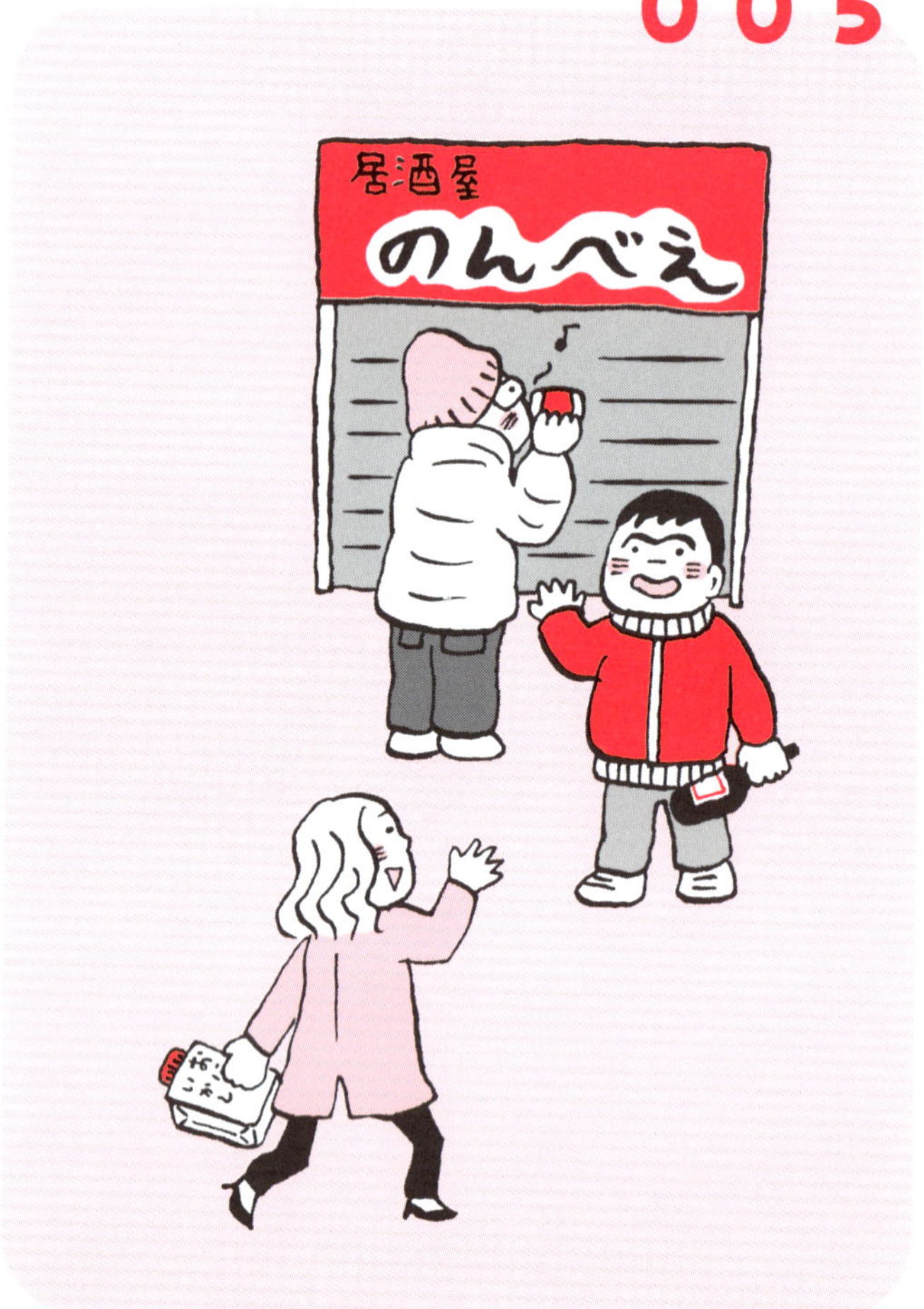

豆知識

アルコールに強い人、弱い人の差は、体内で「アセトアルデヒド」を分解できるかどうか。日本人の4割以上の人が分解する力が弱い、もしくはまったく分解できない体質なのだとか。

すごい酒豪
すぐ集合

すごいしゅごうすぐしゅうごう

川島教授の脳雑学

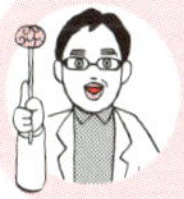

脳の大きさと知能の高さは比例しません。相対性理論で有名な物理学者アインシュタインの脳の重さは約1230g。一般成人男性の脳の重さと比べてもけっして大きくありませんでした。

飲み会は明日だって言ってるのに。

006

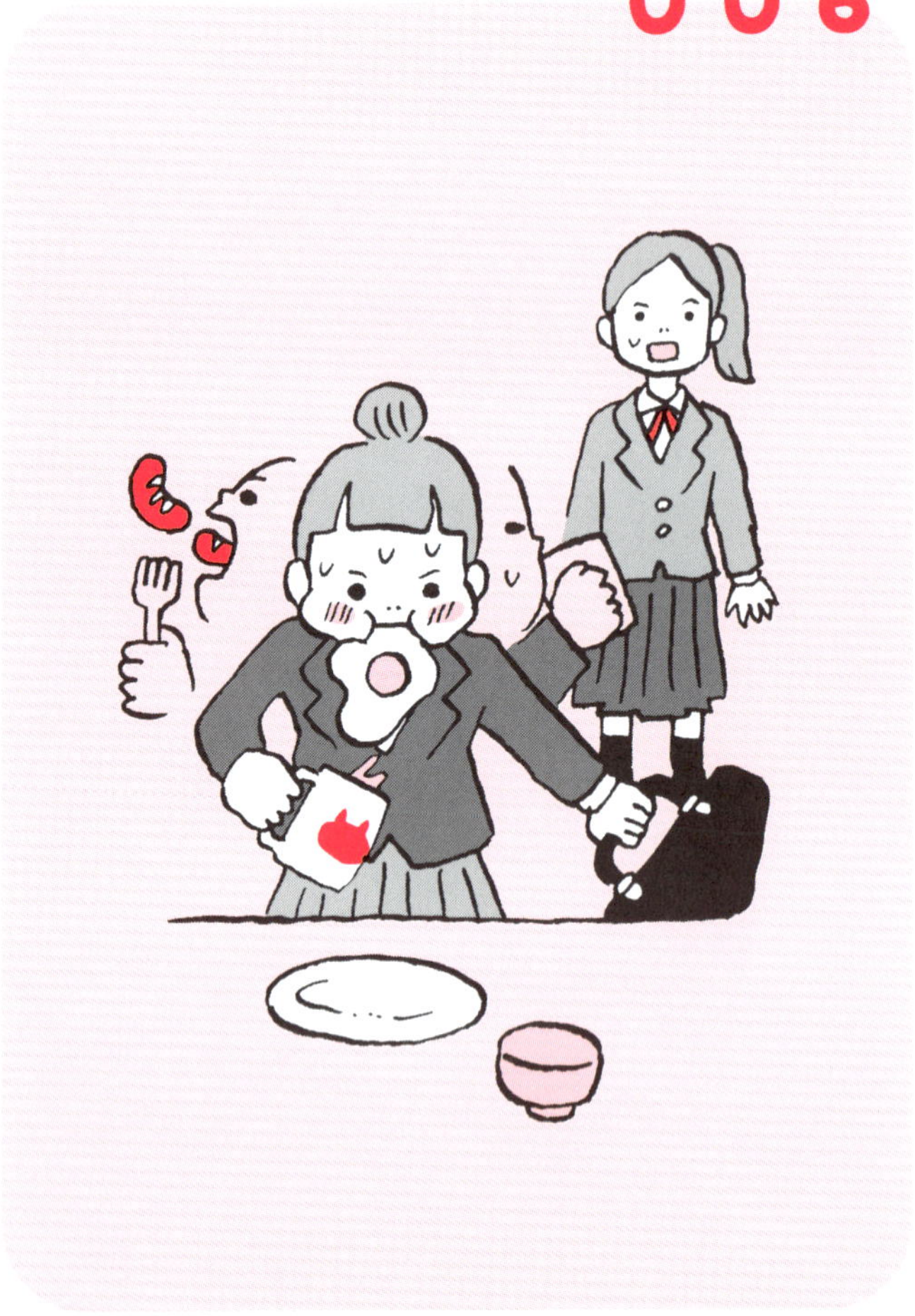

豆知識

日本全国30人の1週間の食生活の実態を分析する農林水産省「食生活・ライフスタイル調査令和5年度」によると、朝食で米食派は全体の29%、パン食派は30%という結果に！

長女朝食超高速

ちょうじょちょうしょく
ちょうこうそく

川島教授の脳雑学

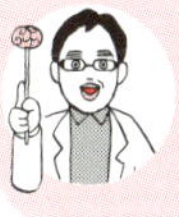

朝食でお米派の子のほうが、パン派の子より脳が発達しているという調査結果があります。しかし脳の発達に大事なのはおかずの数。お米派はおかずをいっしょに食べる傾向があるため、このような結果になったと考えられます。

毎朝ギリギリでしか起きないもんで。

007

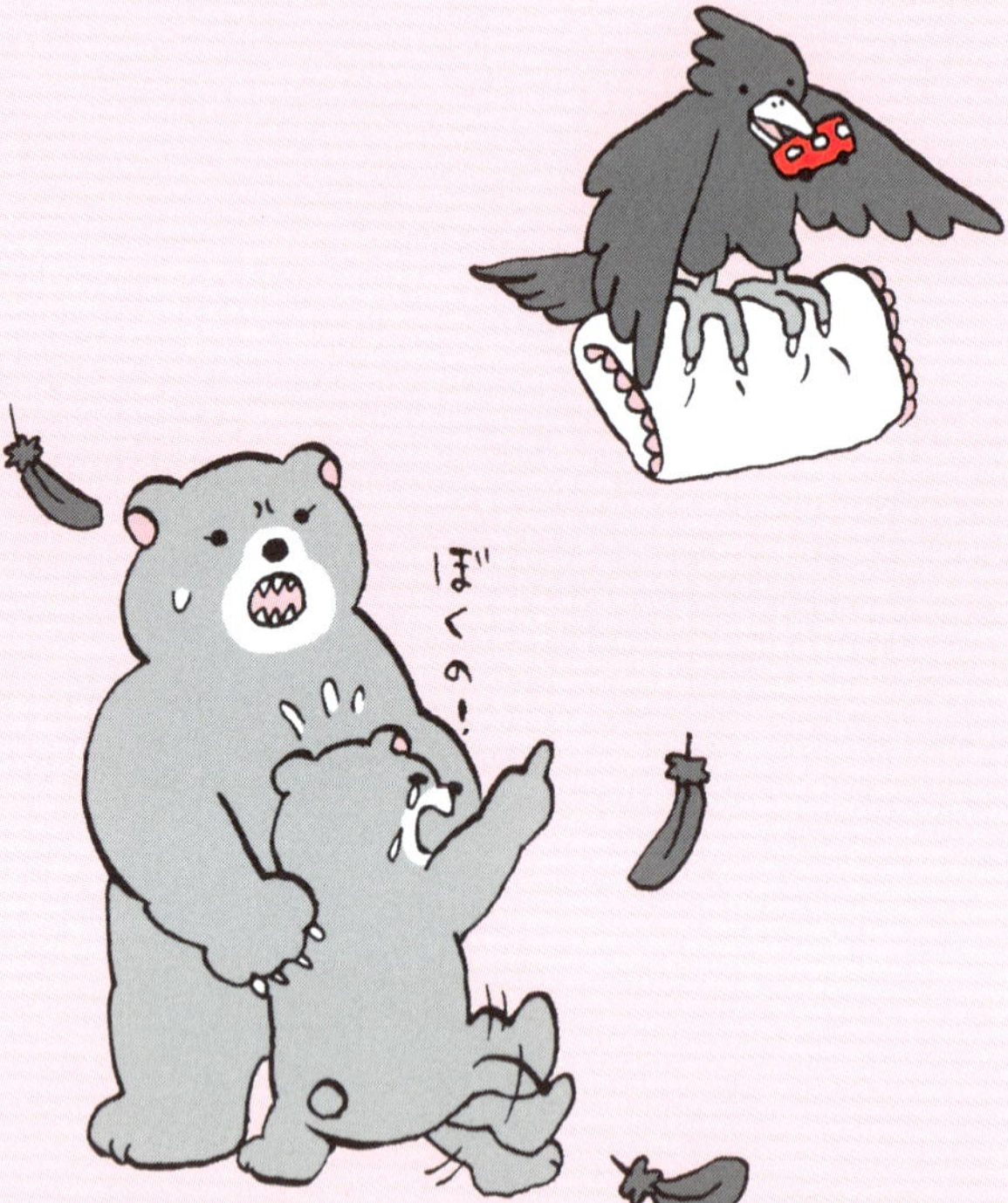

豆知識

現在、世界には8種類のクマがいます。そのなかでも日本に生息するのは「ヒグマ」と「ツキノワグマ」の2種類。ヒグマは北海道に、ツキノワグマは本州・四国に生息しています。

車とか枕とかなくなり泣きまくるクマ

くるまとかまくらとかなくなりなきまくるくま

中辛

まずは辛さ控えめで！　難易度 の「早口ことば」

遠くの洞穴まで行って冬眠する予定だったのにどちらもできなくなった。

008

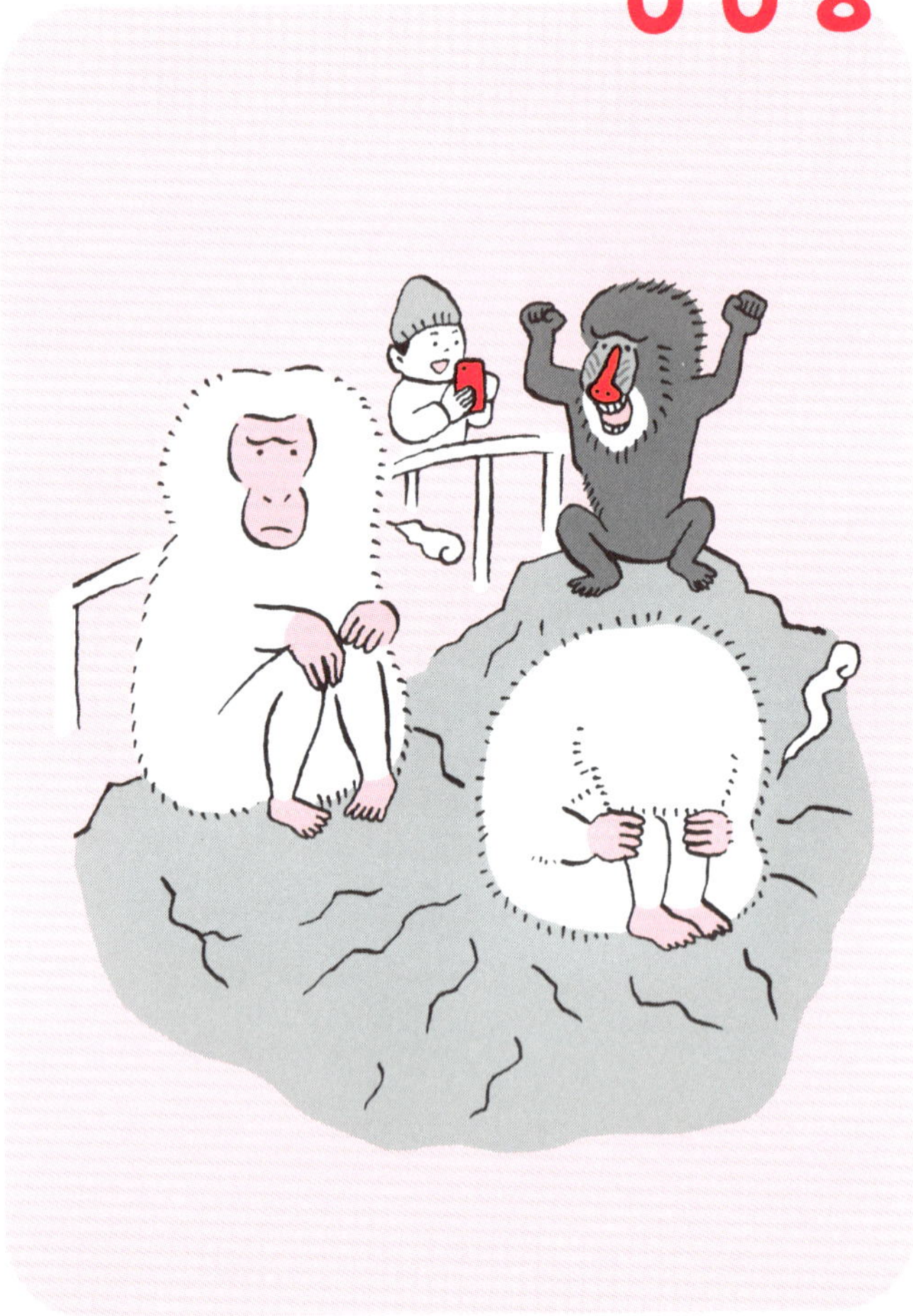

豆知識

マントヒヒという名前は、オスの肩から背中にかけて伸びた長く白い毛が、マントを羽織っているように見えることが由来。ちなみにメスは体毛が短く、色は茶褐色です。

暇になり日に日に丸まるマントヒヒ

ひまになりひにひにまるまるまんとひひ

中辛

まずは辛さ控えめで！　難易度の「早口ことば」

川島教授の脳雑学

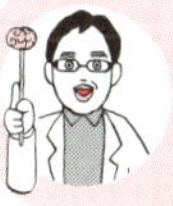

大脳を覆う表層のしわしわの部分を大脳皮質と呼びます。神経細胞が集まる薄い層で、われわれが記憶したり、考えたり、喜怒哀楽を感じたりできるのは大脳皮質のおかげです。

マンドリルに仕事をとられた。

009

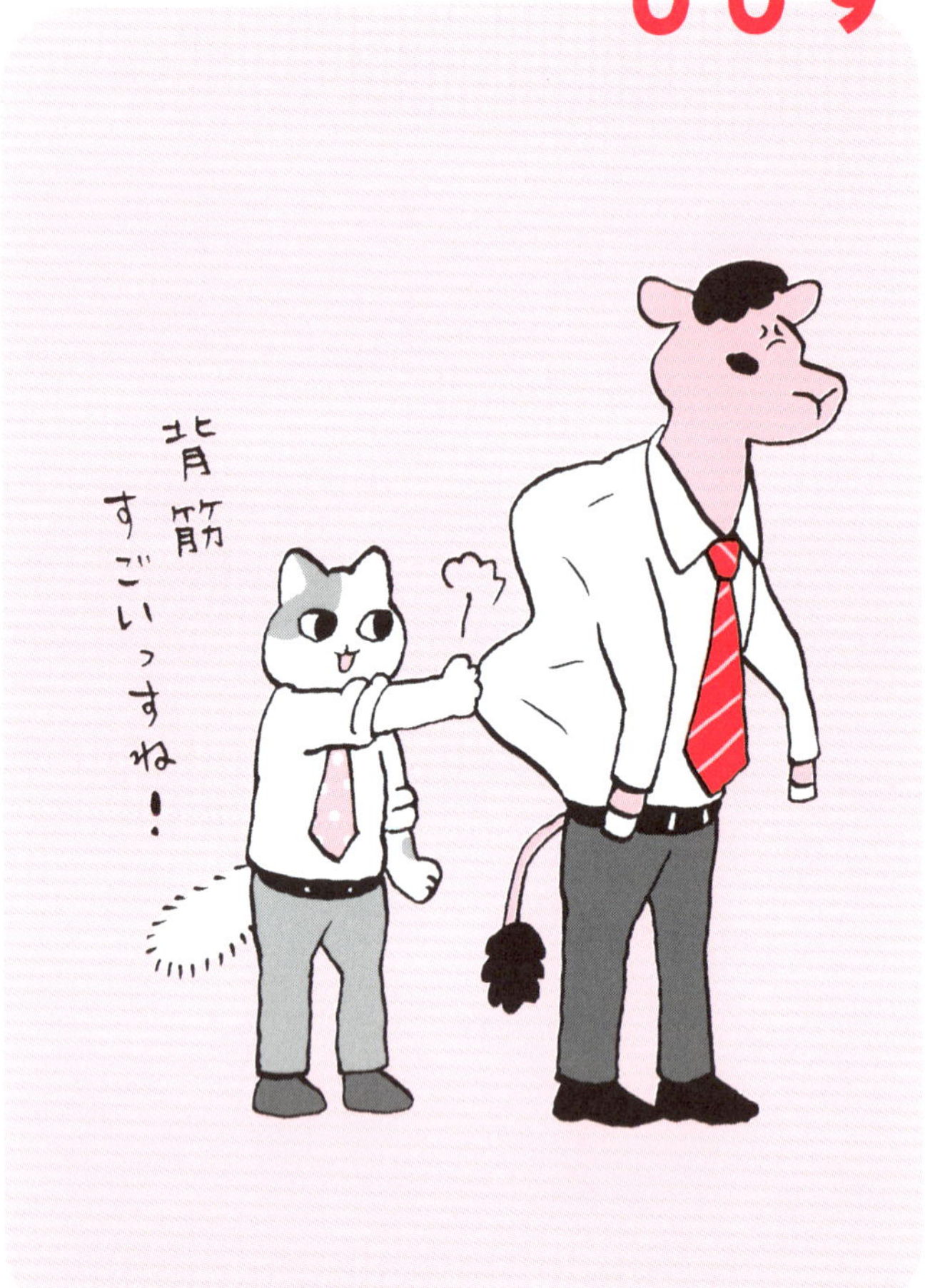

豆知識

厳しい気候の砂漠で暮らすラクダ。特徴である背中のコブの中身は脂肪で、ここにエネルギーを蓄えています。長期間、食べ物を食べなくても生きていける優れた体のしくみなのです。

だから体が
なかなか
ラクダだから！

だからからだがなかなかなからくだだから！

川島教授の脳雑学

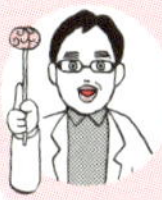

記憶には、短期記憶と長期記憶があります。買い物リストなど、すぐに忘れても問題ない短期記憶は海馬という場所に一時的に保存され、長く覚えておかなければいけない記憶は大脳皮質に送られ保管されるといわれています。

何度も申し上げてますが、わたし体がラクダなんです！

010

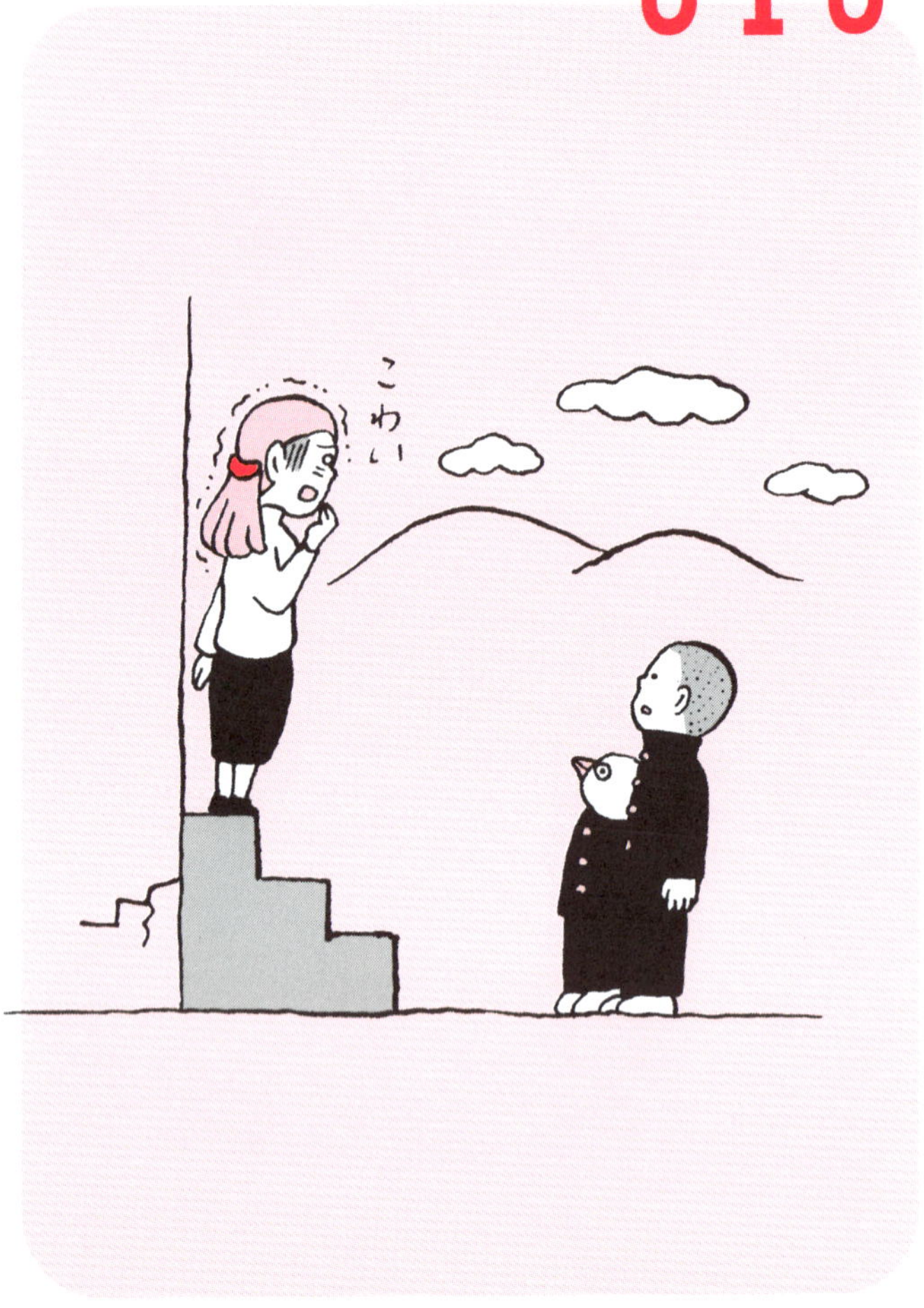

商業高校教師
相当高所恐怖症

しょうぎょうこうこうきょうし
そうとうこうしょきょうふしょう

川島教授の脳雑学

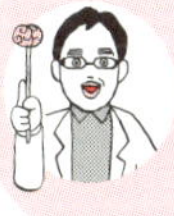

ある香りから関連した記憶を呼び起こす現象をプルースト現象と呼びます。フランスの作家マルセル・プルーストの小説『失われた時を求めて』で、主人公が紅茶に浸したマドレーヌを口にしたとき、その香りで幼少期を思い出したことが由来。

2階以上の教室では授業しない。

011

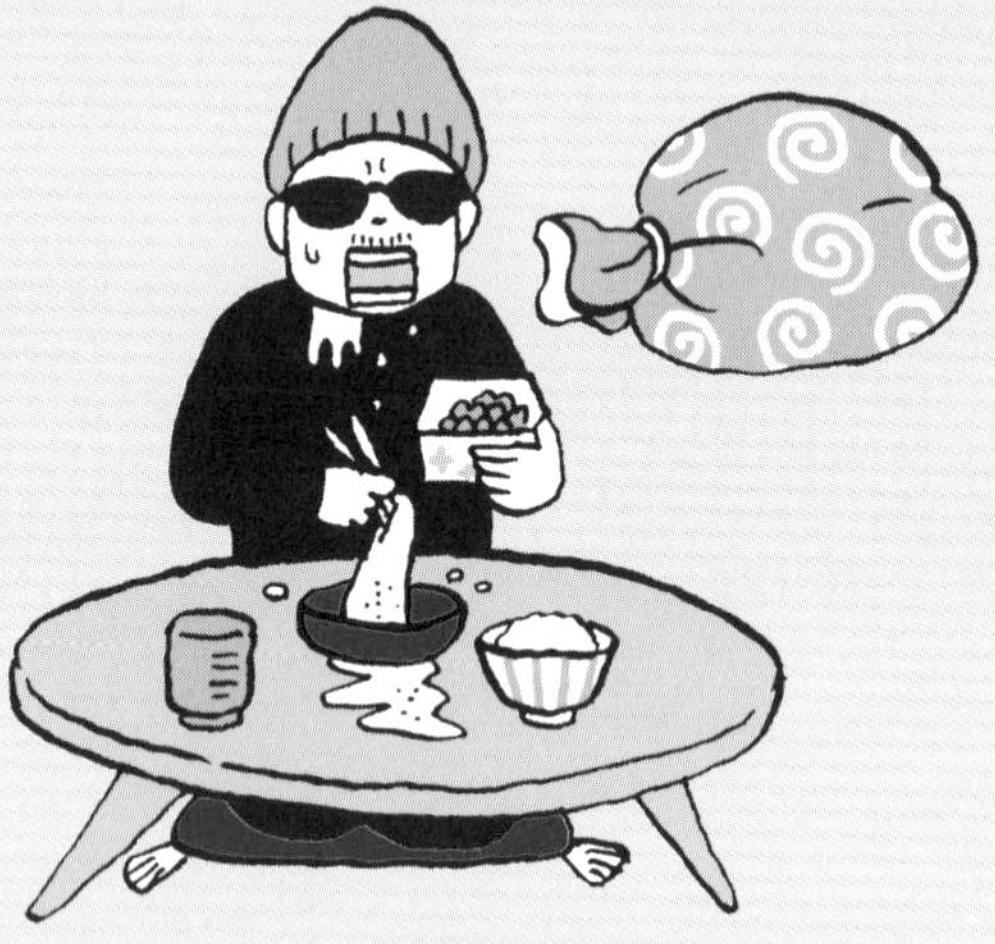

豆知識

とろろ（山芋）は栄養価が高く、ぜひ食事に取り入れたい食品。
消化吸収を助ける、血糖値やコレステロール値の上昇を抑える、
高血圧などの生活習慣病を予防するといった効果があります。

とろろもそぼろも
ぼとぼとこぼす
こそ泥

とろろもそぼろもぼとぼとこぼすこそどろ

川島教授の脳雑学

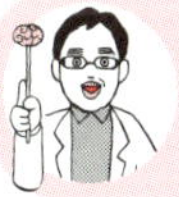

一夜漬けで覚えたことを忘れてしまうのは、短期記憶として保存されているため。何度も復習をして繰り返すことで記憶は定着します。

具材専門の泥棒。

012

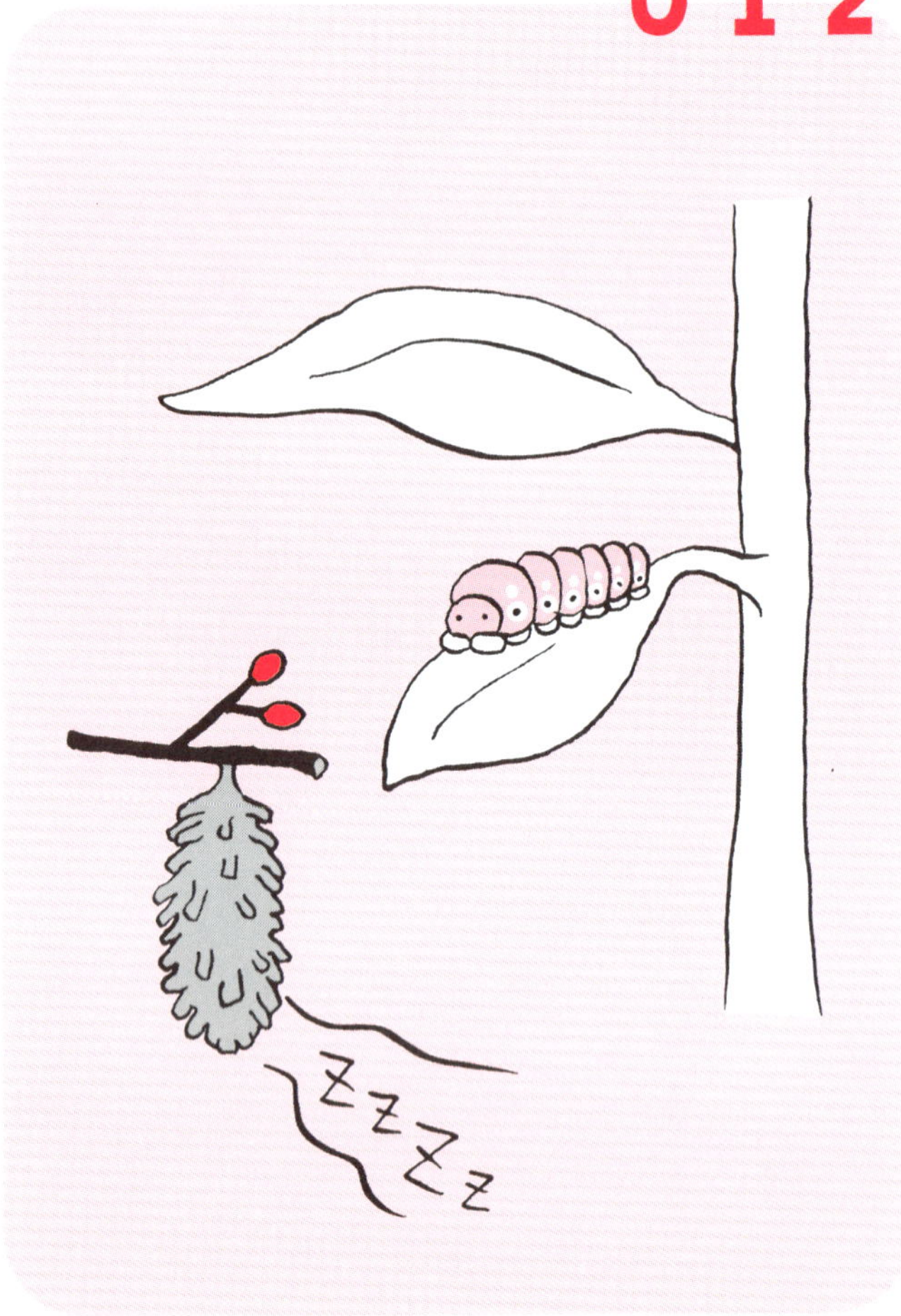

豆知識

ミノムシは、ミノガというガの仲間の幼虫で本体はイモムシ。体を囲むミノは、口から出した糸や枯れ葉、枝で作られていて、それらで自分の体を守っています。

中辛

まずは辛さ控えめで！　難易度🌶の「早口ことば」

居眠りミノムシ
見守るイモムシ

いねむりみのむしみまもるいもむし

昨日寝てないんだろう。あと5分くらいしたら起こしてあげよう。

013

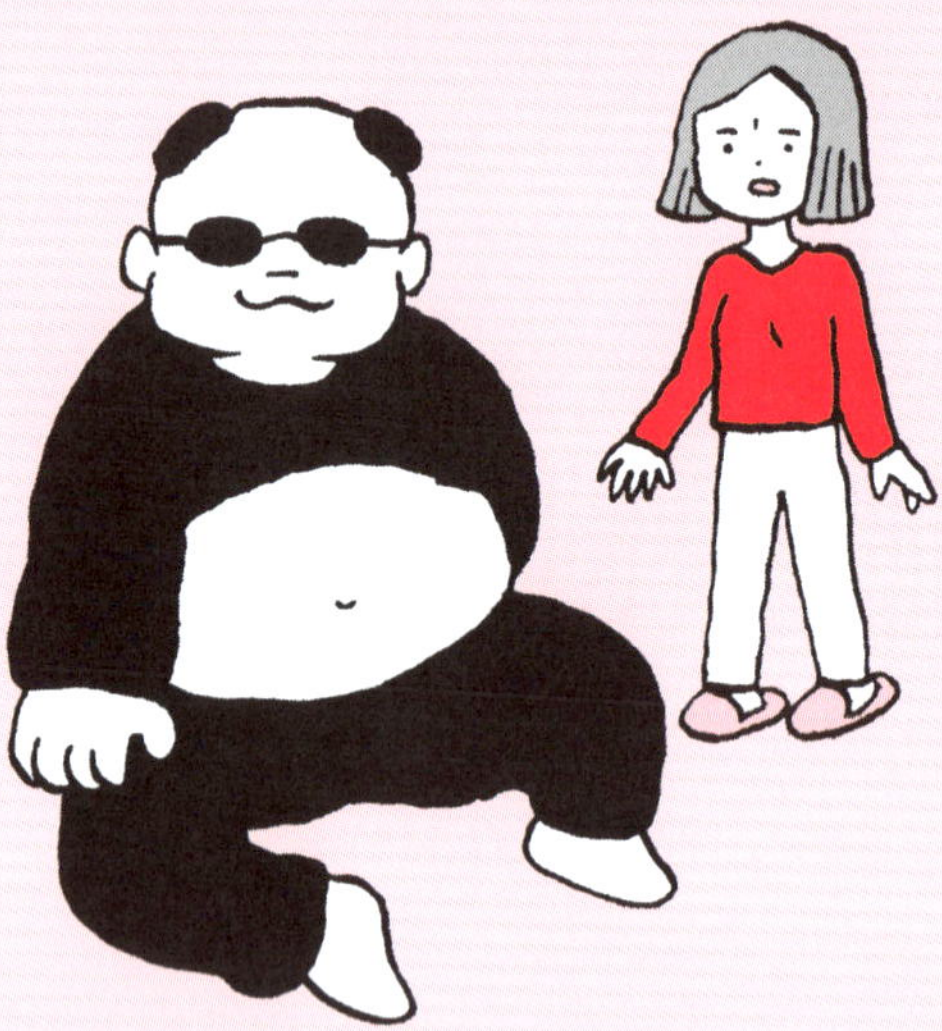

豆知識

パンダといえば竹や笹ですが、実はパンダは肉食性の強い雑食動物。争いが苦手なパンダは、天敵がいない山岳地帯で暮らしていたため、1年中とれる竹や笹を食べるようになりました。

段々なんだかんだ旦那がパンダ化

だんだんなんだかんだだんながぱんだか

川島教授の脳雑学

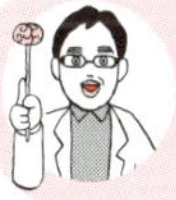

脳のはたらきを活性化させる食べ物をブレインフードと呼びます。ブドウ糖を多く含む食品、大豆食品、脂ののった青魚、ナッツ類などが挙げられます。

竹を食べ出したら本物。

Column 1

ストループテストで「早口ことば」の効果をアップ！

ストループテストでは、遂行機能や選択的注意機能といった前頭葉に関わる脳の領域を刺激し、活性化させることが可能です。

まず、「早口ことば」の前に行い、タイムを記録しておきます。そして「早口ことば」を数日間行ったあと、再びストループテストを行い、かかった時間を比べます。「早口ことば」を始める前よりも、タイムが縮んでいるはずです。

やり方

色の名前が赤と黒の2色で書かれているので、書かれている文字ではなく、文字の色を順番に声に出していきます。できるだけ速く文字の色を読み上げましょう。

まずは練習です。

黒　赤　あか　クロ

正解は、上から「あか、くろ、くろ、あか」です。

▶ 1

あか	くろ	黒	赤	クロ

▶ 2

赤	アカ	くろ	黒	赤
クロ	赤	あか	くろ	黒

▶ 3

アカ	くろ	クロ	黒	赤
赤	黒	クロ	くろ	あか
くろ	アカ	赤	黒	クロ

▶ 4

クロ	黒	あか	アカ	くろ
あか	赤	クロ	くろ	あか
黒	あか	くろ	赤	アカ
アカ	くろ	赤	黒	あか

ロ

りっと辛めに！

「早口ことば」

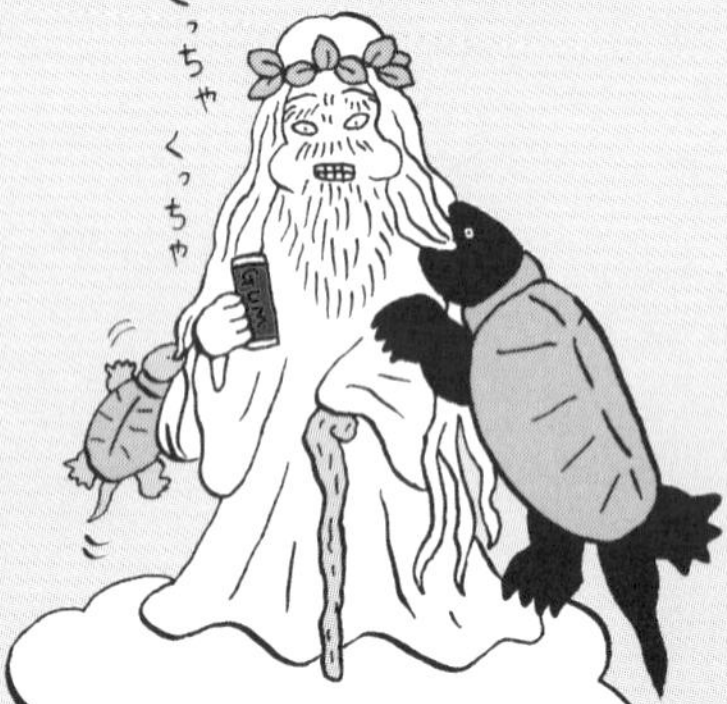

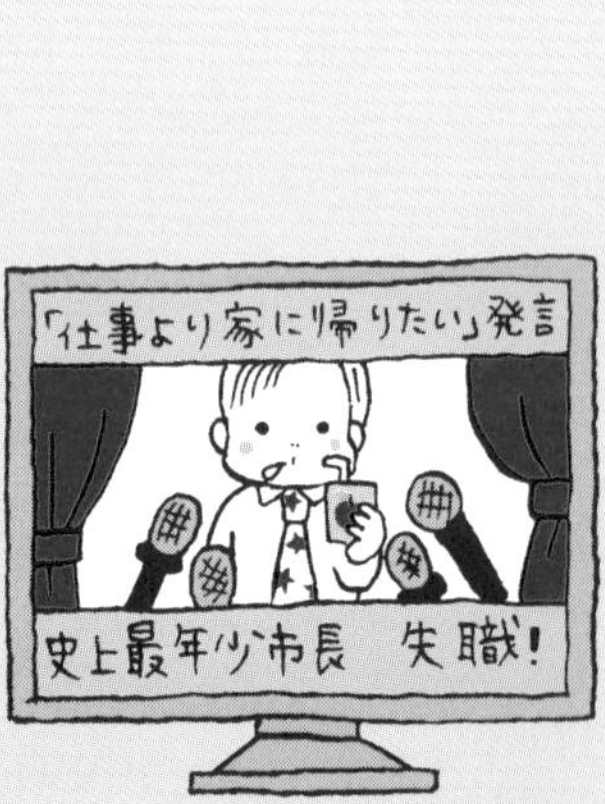

辛

慣れてきたらぴ

難易度

の

中辛レベルより、やや難しい「早口ことば」です。
ここから一気にスパルタ感が出てきますよ！
苦手なことばは置いておいて、
言いやすいことばから進めるのもおすすめです。

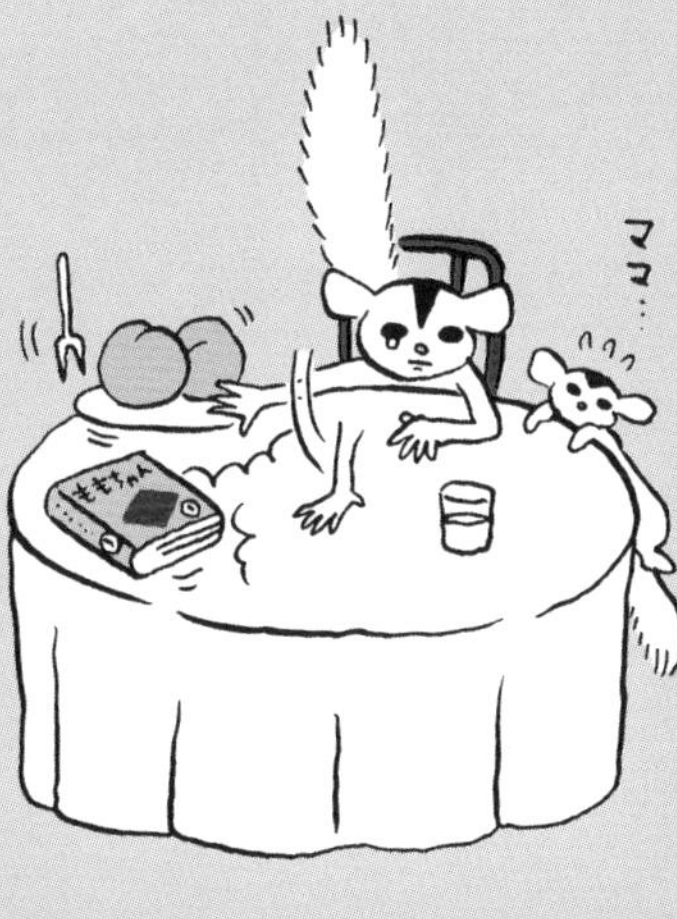

014

パパポットと
ママポットとの
子ってことは
この子
子ポットって

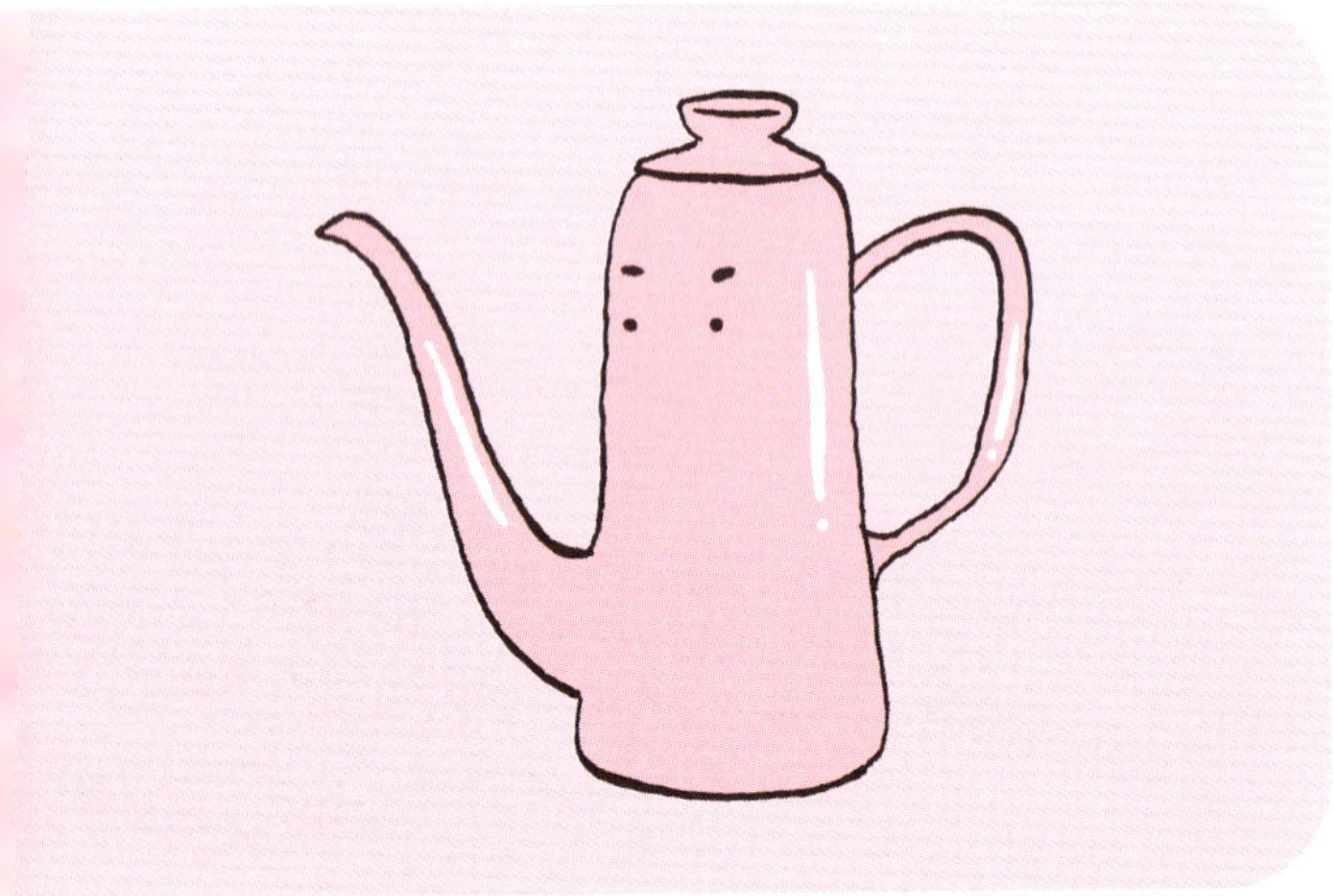

こと？

ぱぱぽっととままぽっととの
こってことは
このこ　こぽっとってこと？

川島教授の
脳雑学

「頭のよい人は脳のしわが多い」といわれるのを聞いたことがある人は多いかもしれませんが、それは迷信です。ちなみに、脳のしわ（脳溝）は生まれたときにできあがるものなので、勉強しても増えません。

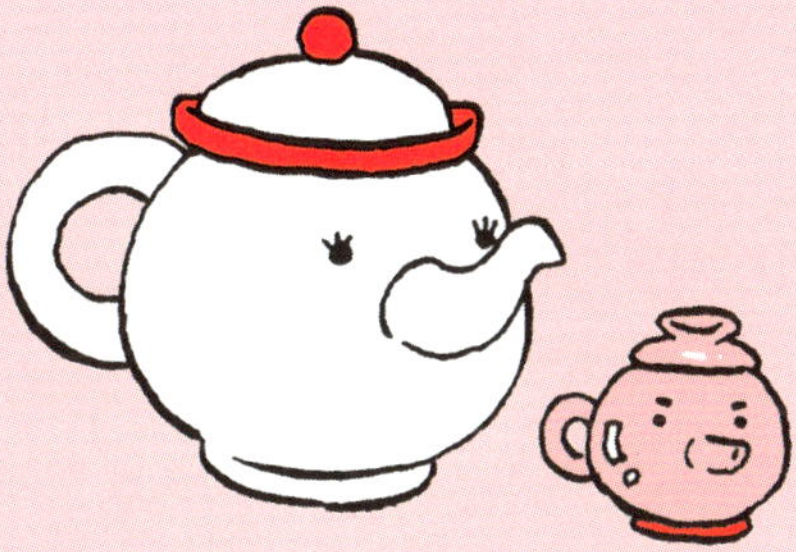

ホットなファミリー。

015

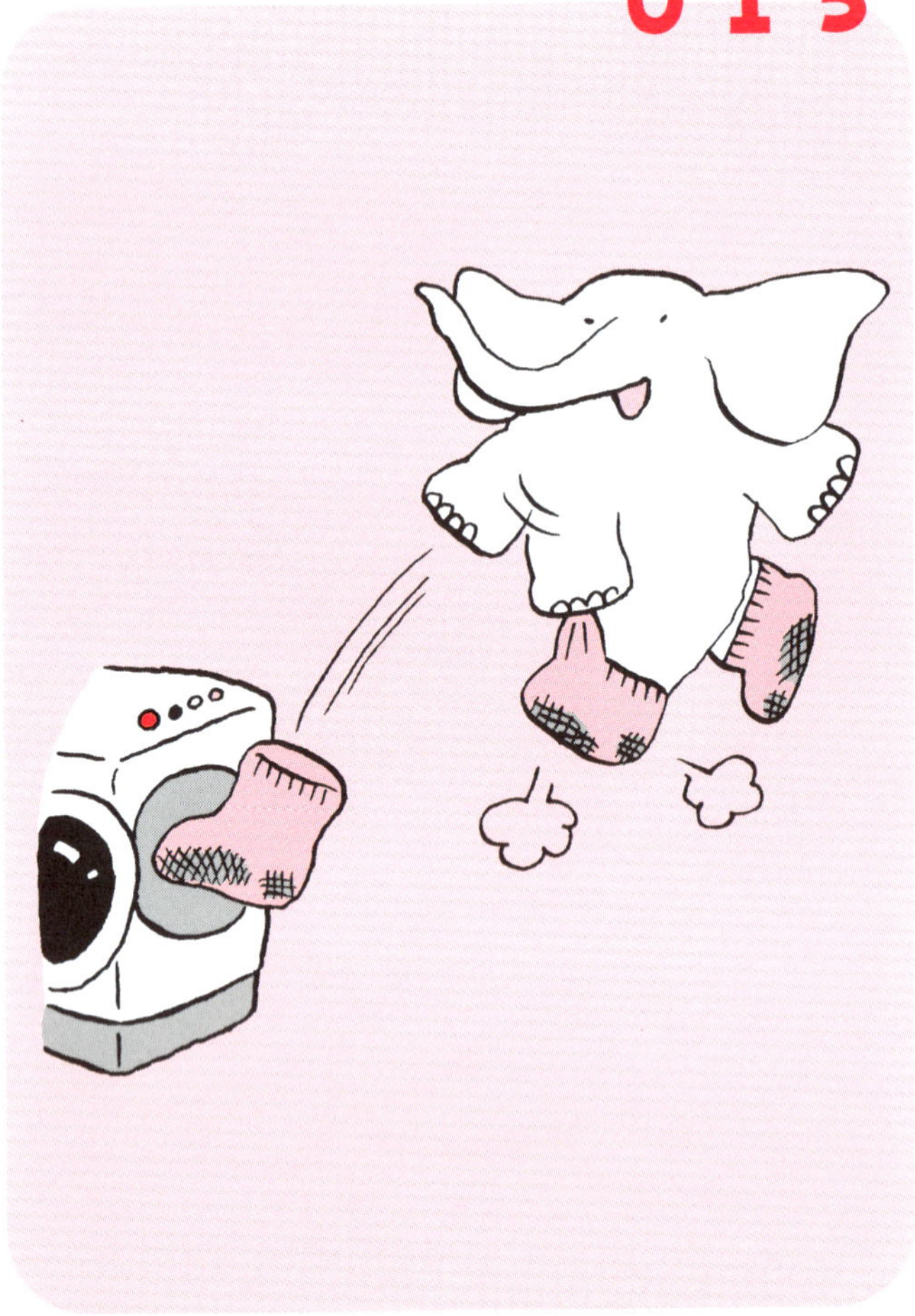

豆知識

家庭でできるシミ抜きをご紹介！ しょうゆやソースなど調味料のシミは食器用中性洗剤を水で薄めて、化粧品など油性のシミはクレンジングオイルで叩いて落とすのがおすすめですよ。

汚くなった靴下で
けたたましく帰宅後
即洗濯

きたなくなったくつしたでけたたましくきたくご
そくせんたく

辛口

慣れてきたらぴりっと辛めに！　難易度 🌶🌶🌶 の「早口ことば」

家に帰ると几帳面でおとなしい。

016

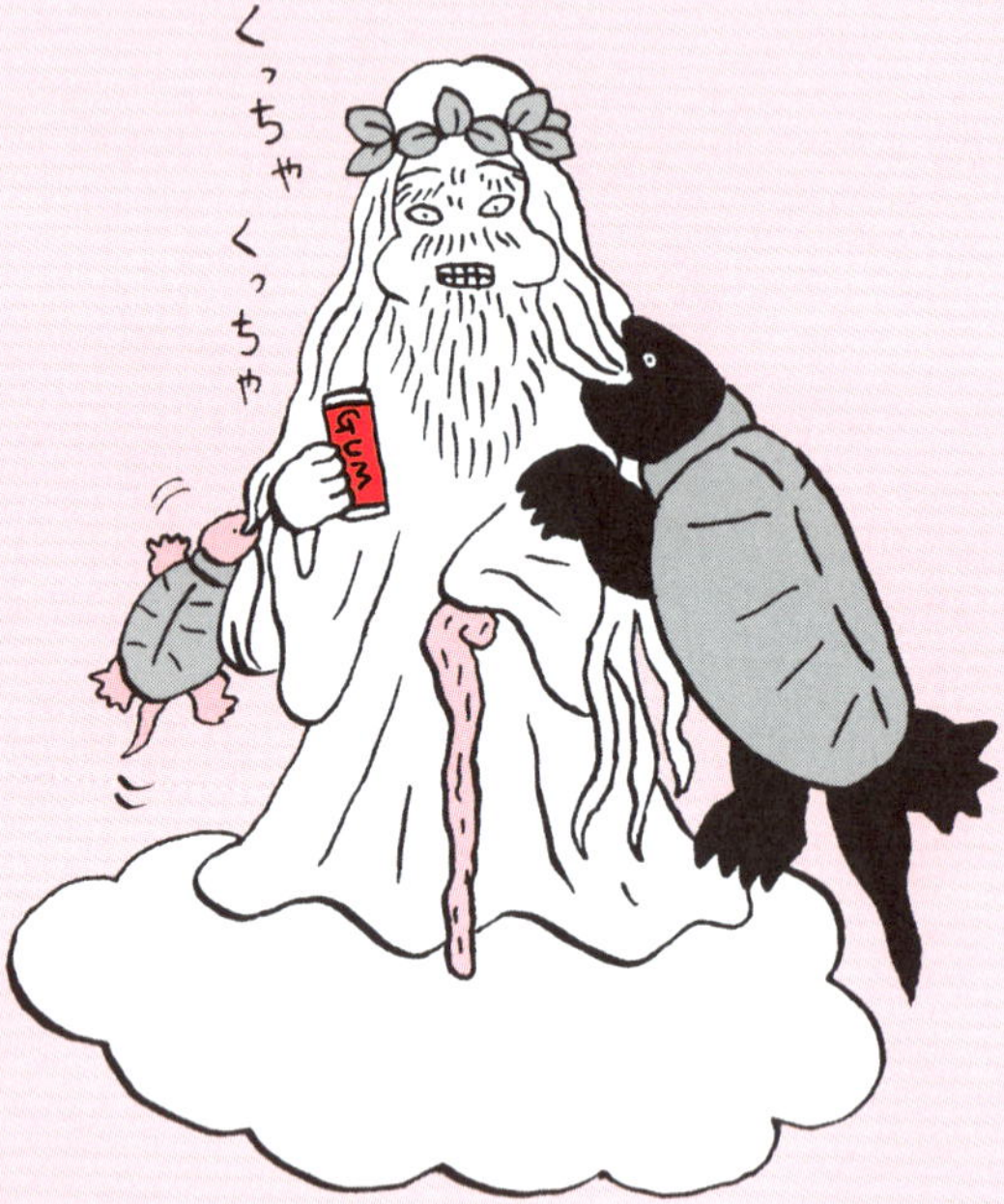

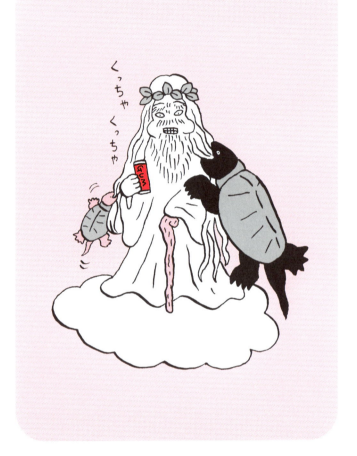

豆知識

ガムを噛むと、たくさん唾液が分泌されることで虫歯や歯周病の予防になる、よく噛むことで血流がよくなり脳が刺激を受けて活性化するといったメリットがあります。

亀に髪かなり噛まれながらガム噛む神様

かめにかみかなりかまれながらがむかむかみさま

川島教授の脳雑学

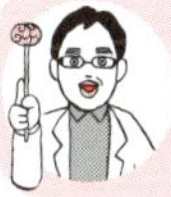

脳には、1000億個の神経細胞（ニューロン）があるといわれています。神経細胞は、情報を受け取り、次の細胞や器官へ情報を伝えるはたらきをしています。

神様くらいにもなると、このくらいでは動じない。

017

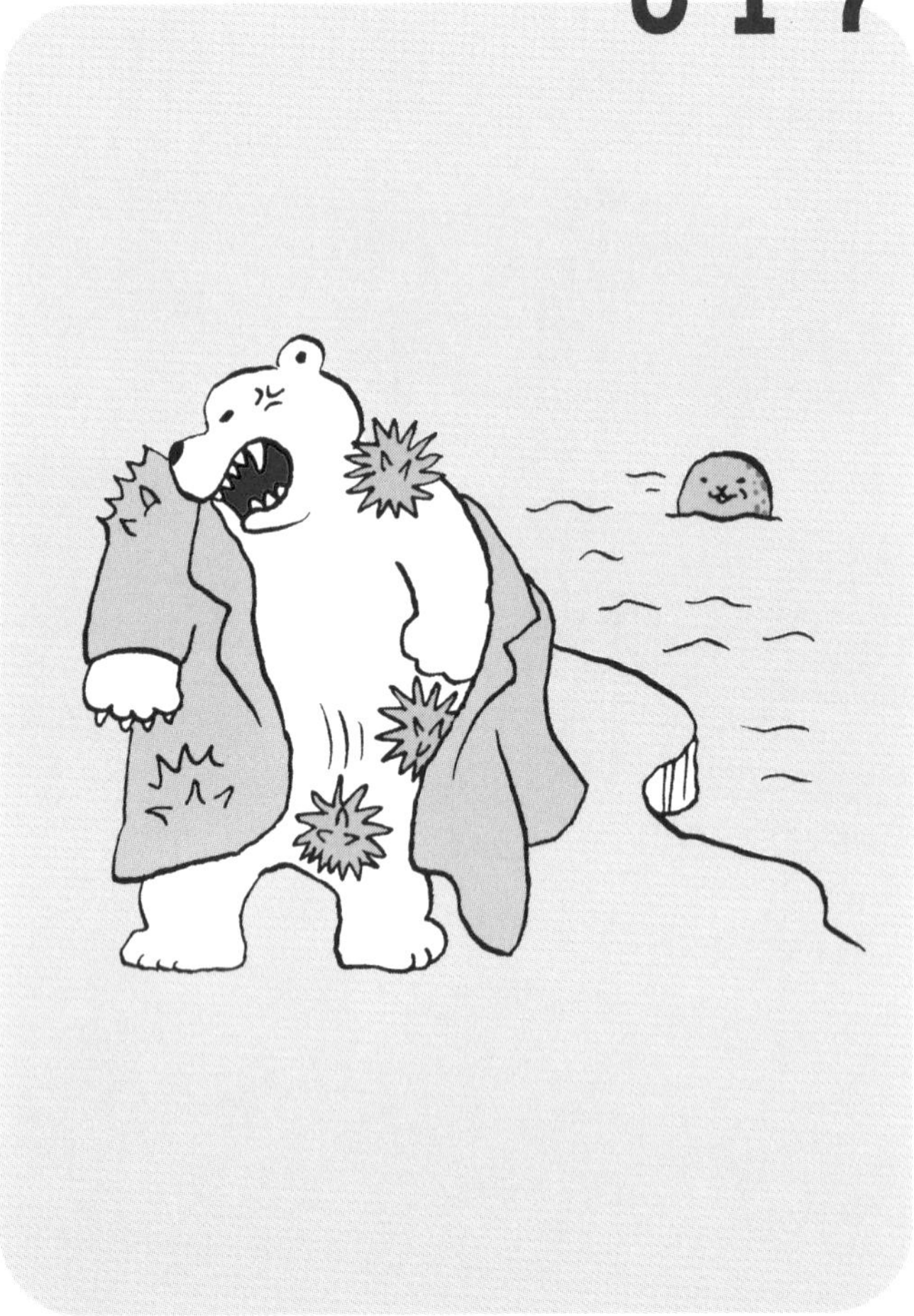

豆知識

真っ白い体でおなじみのホッキョクグマ（シロクマ）ですが、実は皮膚の色は黒色。ホッキョクグマの毛は中が空洞で透明なため、毛が光を乱反射して、わたしたちには白く見えているのです。

私服に栗仕込むの仕組まれ苦しみまくるシロクマ

しふくにくりしこむのしくまれくるしみまくるしろくま

辛口

慣れてきたらぴりっと辛めに！ 難易度 の「早口ことば」

川島教授の脳雑学

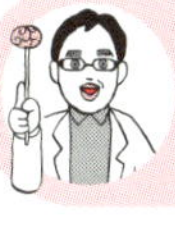

神経細胞間の神経線維がより多かったり、より太かったりするほうが、情報の処理速度は速くスムーズになります。

またあいつらの仕業。秋の味覚の陰湿な使い方。

018

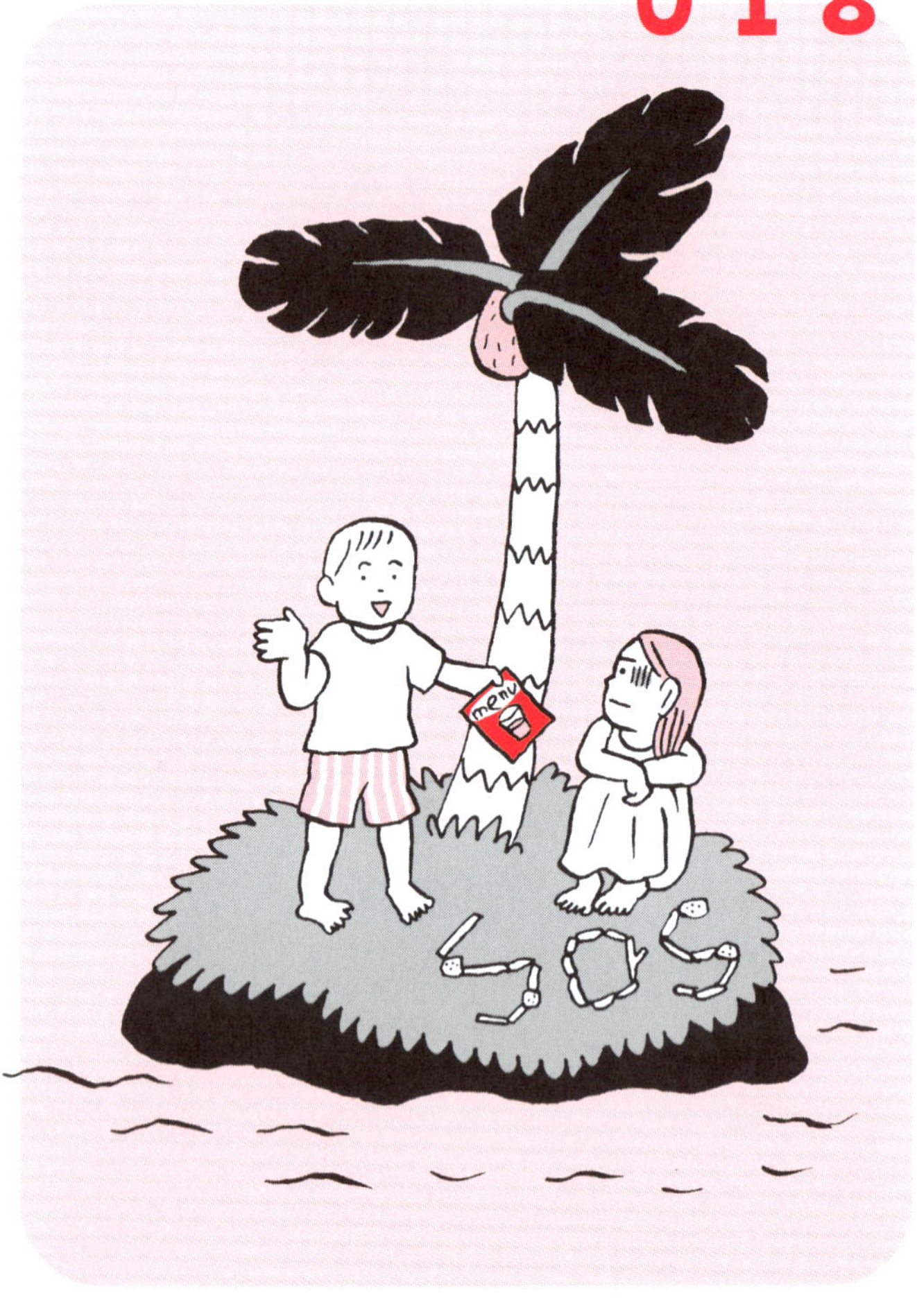

豆知識

海、川、地下水など、地球には約 14 億 km^3 もの水がありますが、そのうち 97.5%は海水、残り 2.5%もほぼ氷山です。結局わたしたちが使用できる水は、全体の 0.01%なのだとか。

なに飲むの？
もなにも飲み物など
なにもないのにな

なにのむの？　もなにものみものなどなにもないのにな

辛口

慣れてきたらぴりっと辛めに！　難易度

の「早口ことば」

川島教授の脳雑学

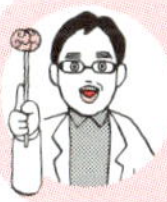

脳を鍛えるということは、脳の体積を増やすことではありません。脳を活性化させ、神経細胞間をつなぐ神経線維を長く、枝分かれするように鍛える、ということです。

自分で買ってくる感じ？

019

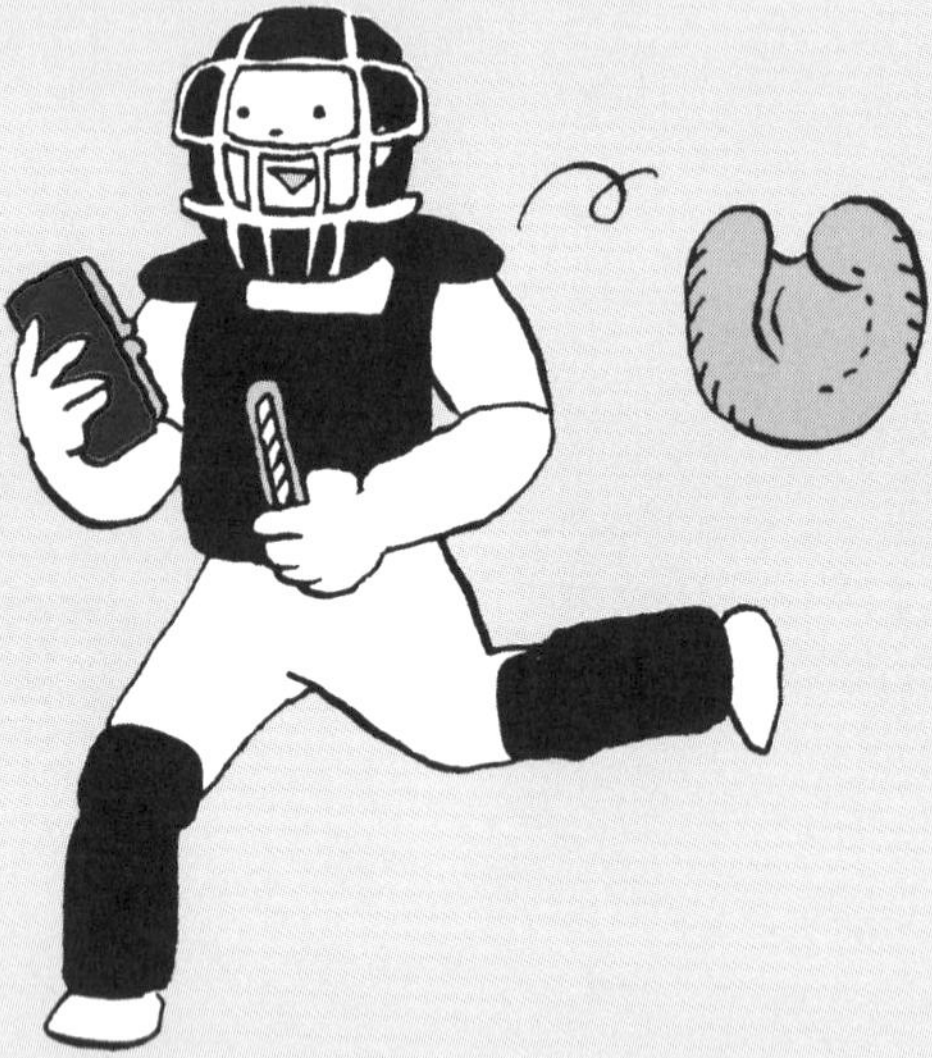

豆知識

カッターナイフは、実は日本発祥！　大阪の刃物手道具メーカーであるオルファ株式会社の創業者・岡田良男氏が、1956年に刃先をぽきっと折る方式のカッターナイフを発明しました。

なくなっちゃってた
カッターちゃっかり
買っちゃったキャッチャー

▼なくなっちゃってたかったーちゃっかり
かっちゃったきゃっちゃー

辛口
慣れてきたらぴりっと辛めに！　難易度の「早口ことば」

ピッチャーから貸してもらってたやつをなくしちゃったので同じものを買って難を逃れた。

020

ペアルック
パイナップル
ナップサックと
アップルキャップ
のカップル
キャンプ6泊

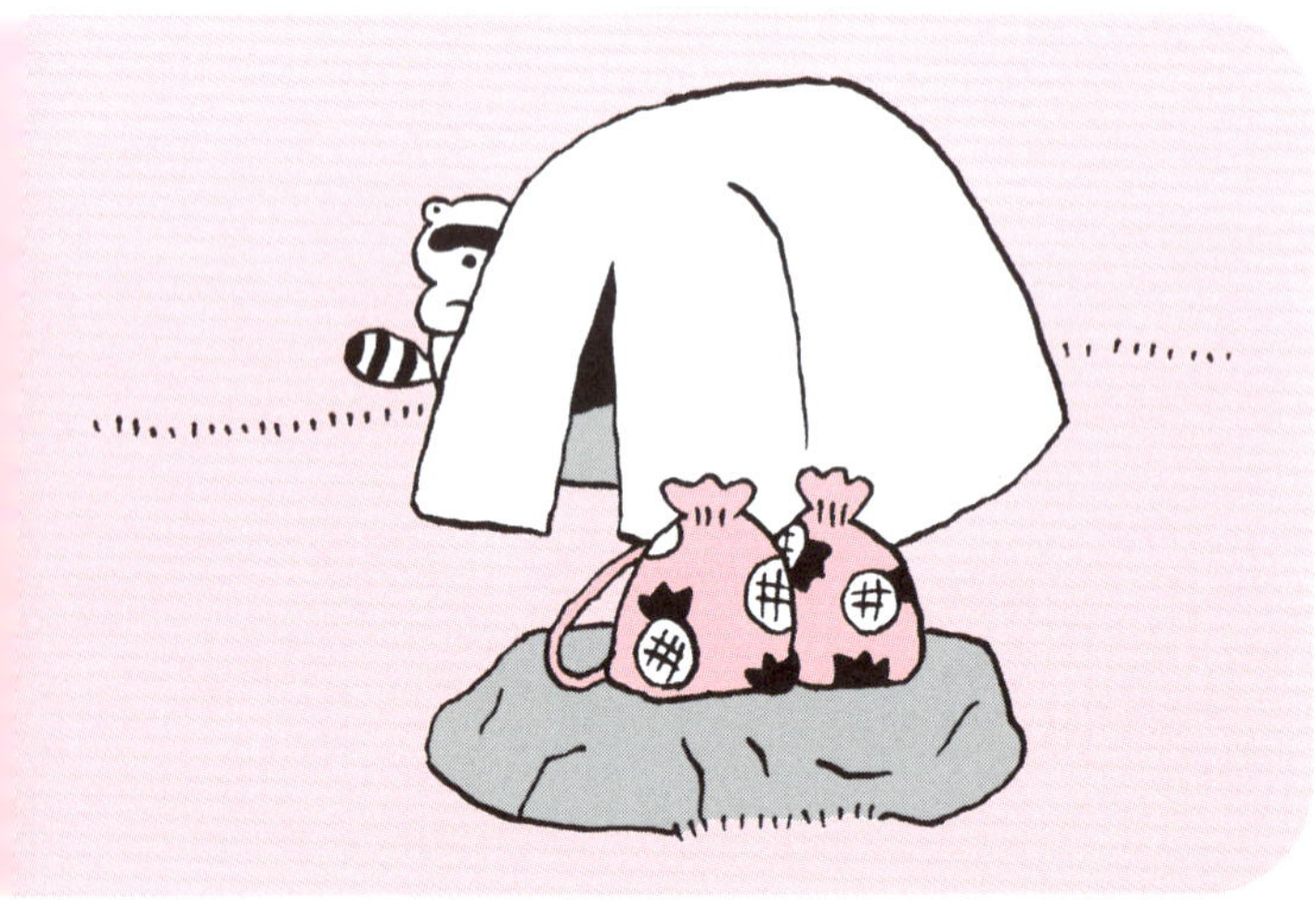

ぺあるっくぱいなっぷる
なっぷさっくと
あっぷるきゃっぷのかっぷる
きゃんぷろっぱく

豆知識

パイナップルは、英語でpineapple。「pine」+「apple」と表します。その由来は、形が松かさ「pine」に似ていることと、果実を意味する「apple」を合わせたからといわれています。

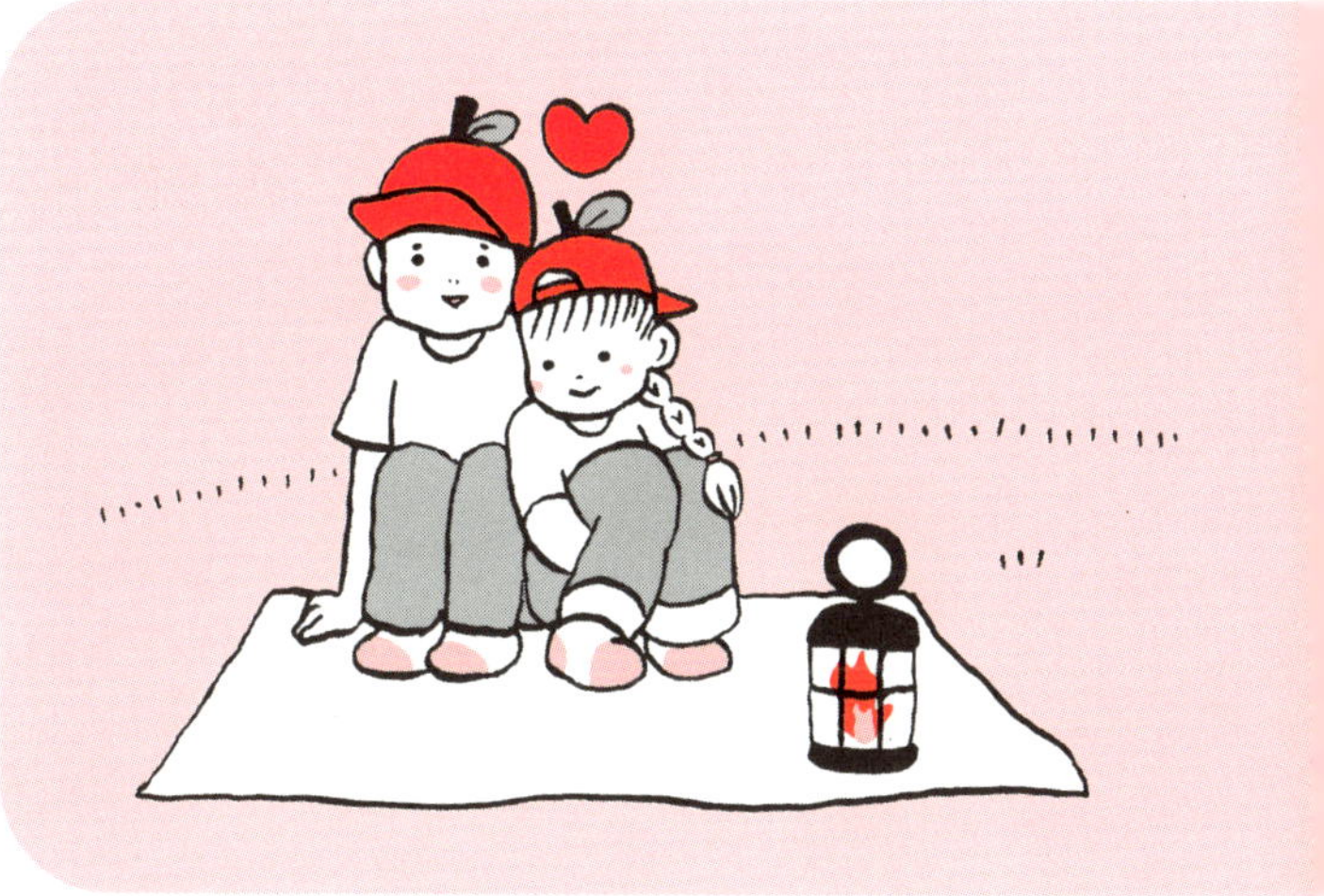

仲が良すぎて1泊じゃ足りない。

021

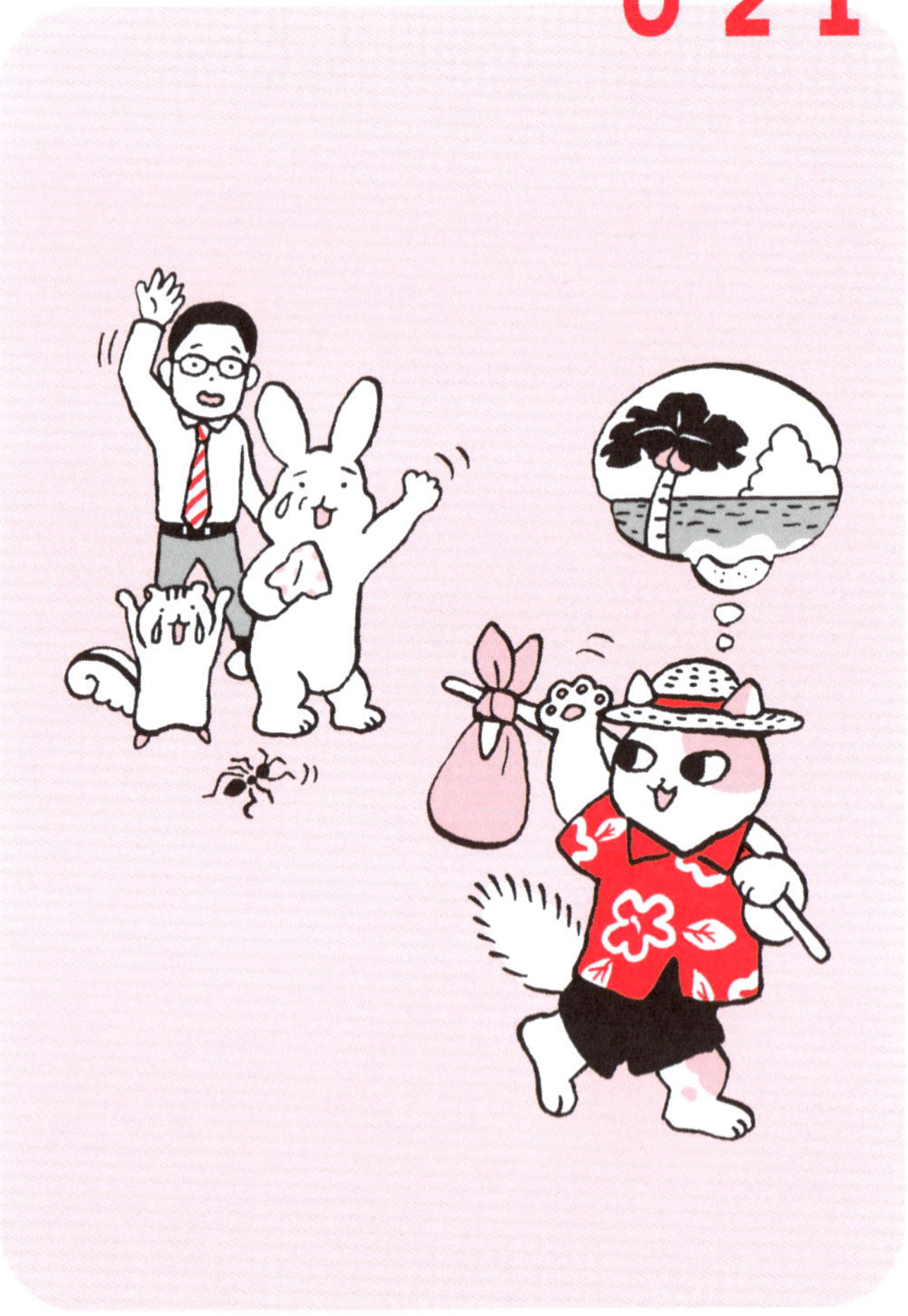

豆知識

ネコは元々砂漠地帯の動物ですが、暑さに強いとは限りません。人とは違い、暑くても汗をかいて熱を逃がすことができないのです。夏はエアコンをつけて熱中症対策をしてあげましょう。

老若男女みんなのにゃんこ南国へ

▼ろうにゃくなんにょみんなのにゃんこなんごくへ

辛口

慣れてきたらぴりっと辛めに！　難易度 の「早口ことば」

川島教授の脳雑学

脳をもっとも活性化させるのが音読（まさに早口ことば！）。音読を行うと神経細胞が一斉に活性化し、大脳の70%以上が活動を始めることがわかっています。

誰もが愛する大人気ネコが惜しまれながらひとり旅へ。

022

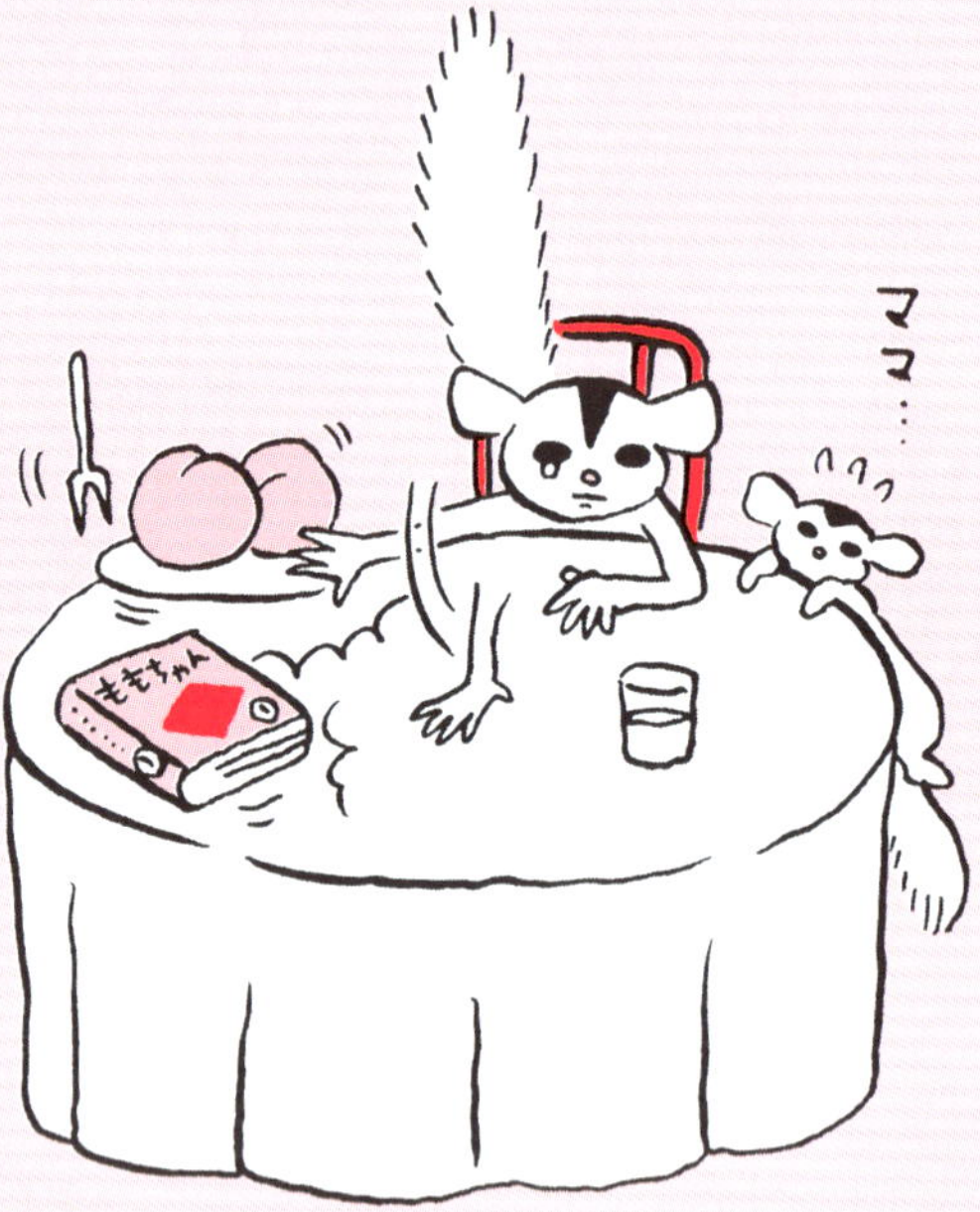

豆知識

モモンガとムササビの違い、わかりますか？　わかりやすいのは体の大きさ。滑空時、モモンガはハンカチサイズなのに対し、ムササビは座布団サイズと、実は大きさがまったく違います。

わがままなママモモンガ漫画も桃も我慢

わがままなままももんが　まんがもももももがまん

川島教授の脳雑学

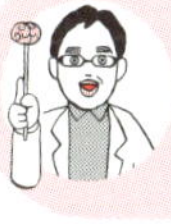

学習や記憶を司る海馬は、胎児期～10歳前後まで発達します。睡眠不足の子は海馬が発達せず、睡眠時間が長い子は海馬がよく育つという実験結果が！

ずっと気ままに暮らしてきたけど、思うところがあり生活習慣を見直すお母さんモモンガ。

023

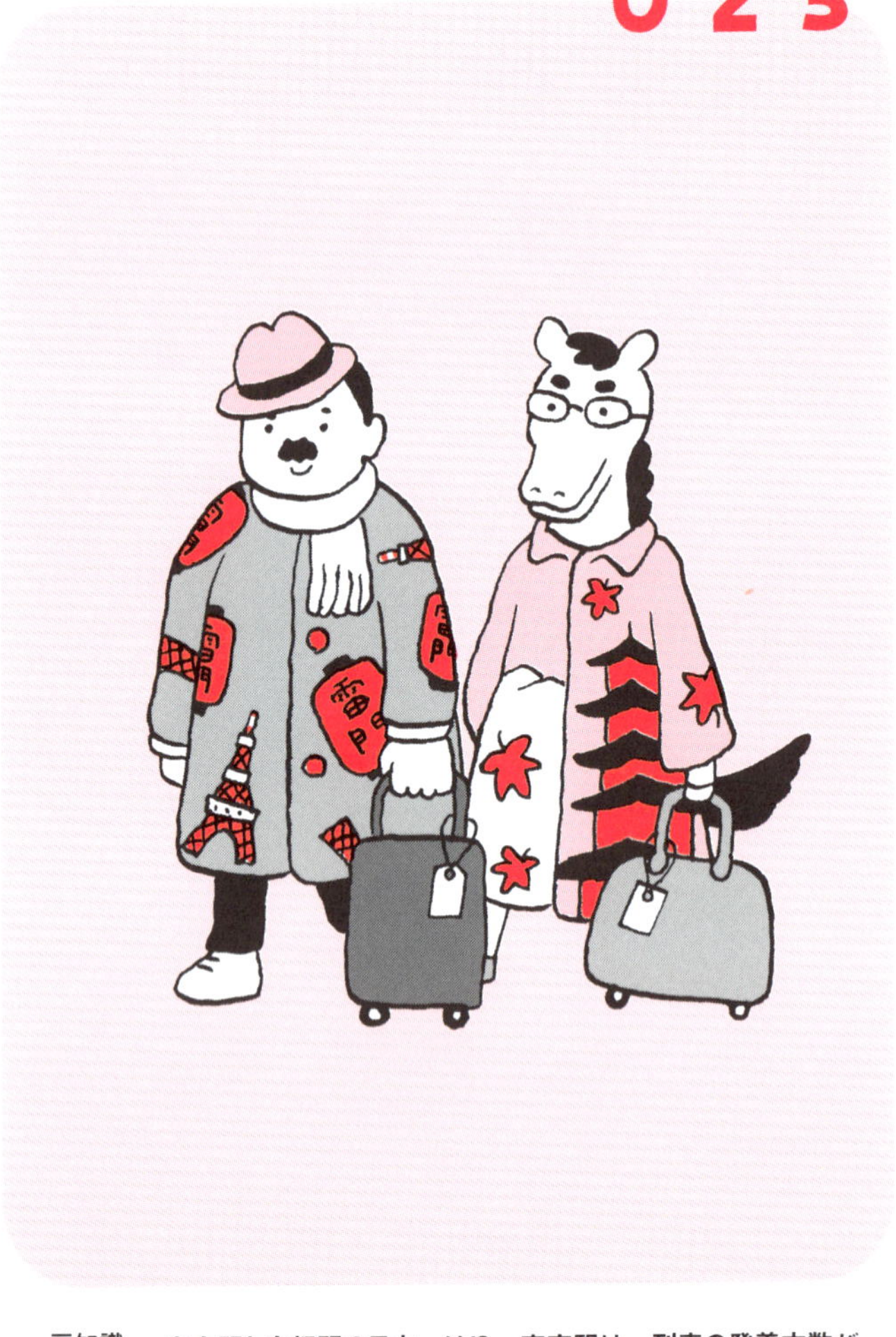

豆知識

東京駅と京都駅の日本一は!?　東京駅は、列車の発着本数が1日約4000本で日本一。一方、ホームの長さ日本一なのが京都駅。0番ホームと30番ホームが連結したホームは全長558m!

今日の校長と
教頭のコート
東京と京都のコート

▼きょうのこうちょうときょうとうのこーと
とうきょうときょうとのこーと

辛口

慣れてきたらぴりっと辛めに！ 難易度 の「早口ことば」

それぞれ旅行から帰ってきた次の日。

024

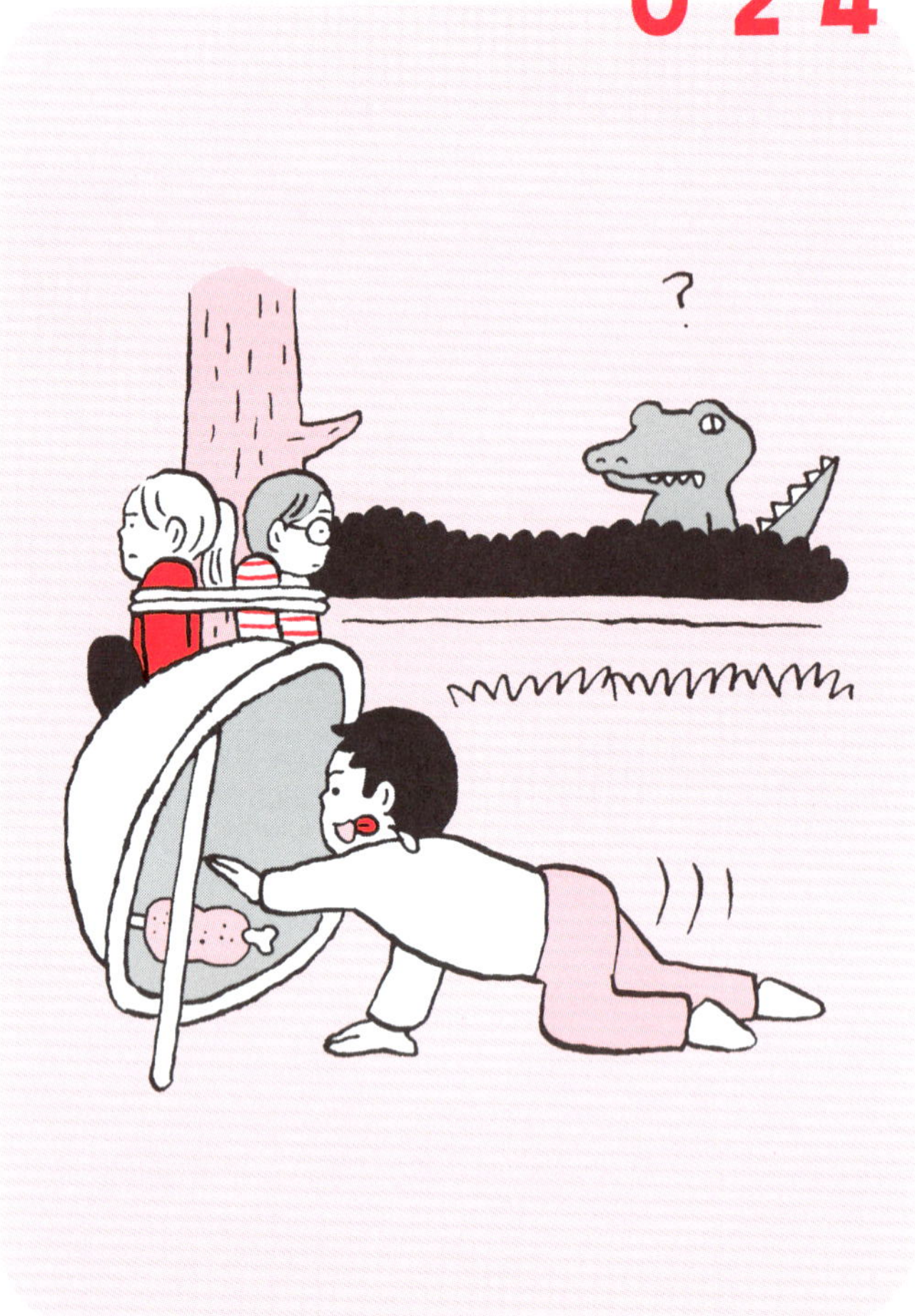

豆知識

地球上の生物で、もっとも噛む力が強いのがワニ。噛む力をはかったところ1cm^{2}当たり約260kgを計測した実験結果も。しかし、あごを開ける力は噛む力よりもずっと弱いのだとか。

辛口

慣れてきたらぴりっと辛めに！　難易度　の「早口ことば」

庭のこの罠
ワニの罠なのに
何人も罠に

にわのこのわな　わにのわななのに　なんにんもわなに

川島教授の脳雑学

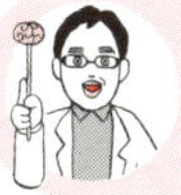

高齢者を対象にした研究では、有酸素運動が海馬の体積を増加させるという研究結果も出ています。

人ばっかりかかっちゃう。

025

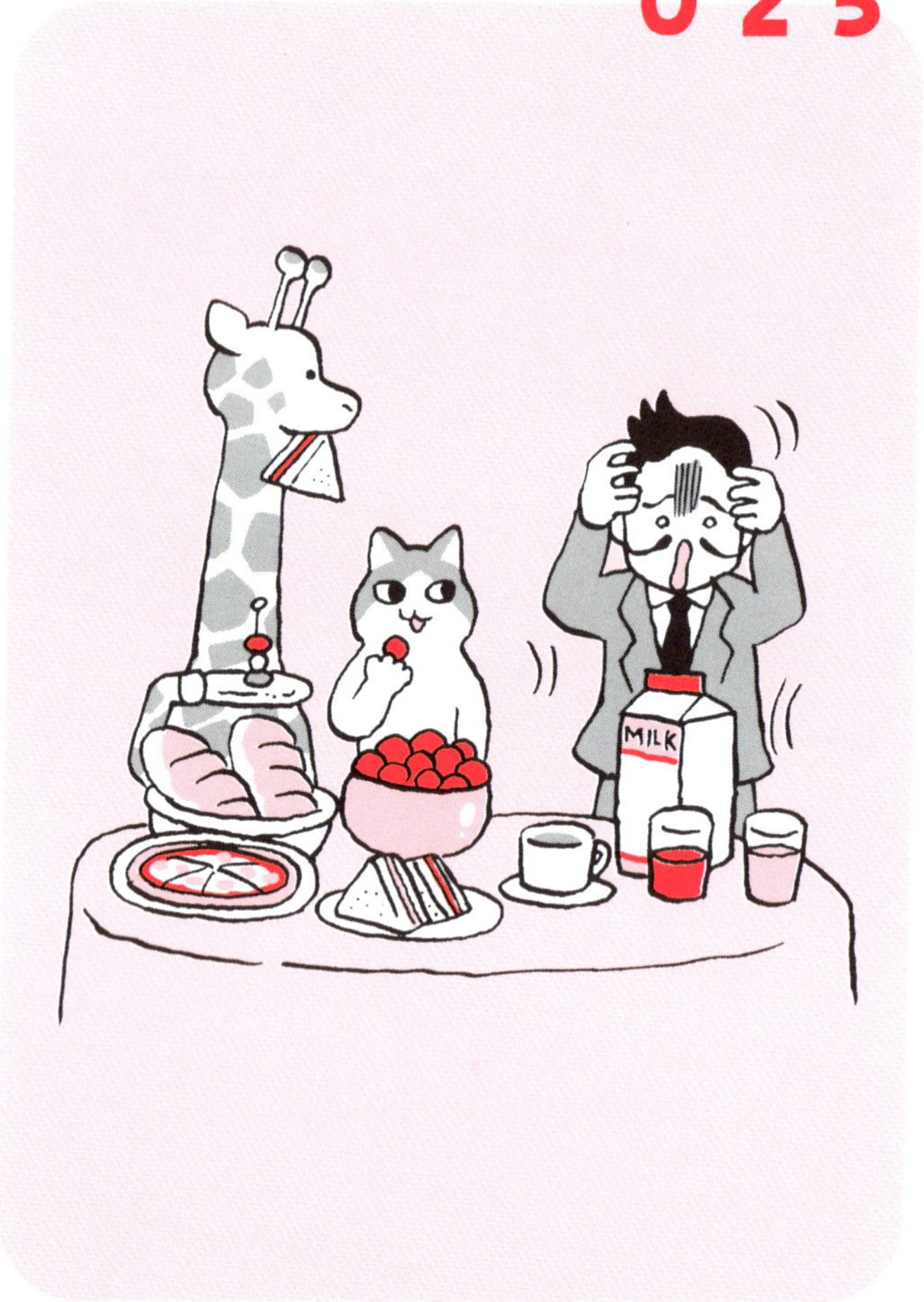

豆知識

日本人に身近な飲料といえばお茶！ 国際連合食糧農業機関（FAO）の統計によると、世界1位のお茶生産国は中国。2位がインド、3位がケニアです。ちなみに日本は11位。

飲み物にのみ
身悶える者
見ものだな

▼のみものにのみみもだえるもの　みものだな

辛口

慣れてきたらぴりっと辛めに！　難易度の「早口ことば」

なんか飲み物で嫌な体験をしたのかな。

026

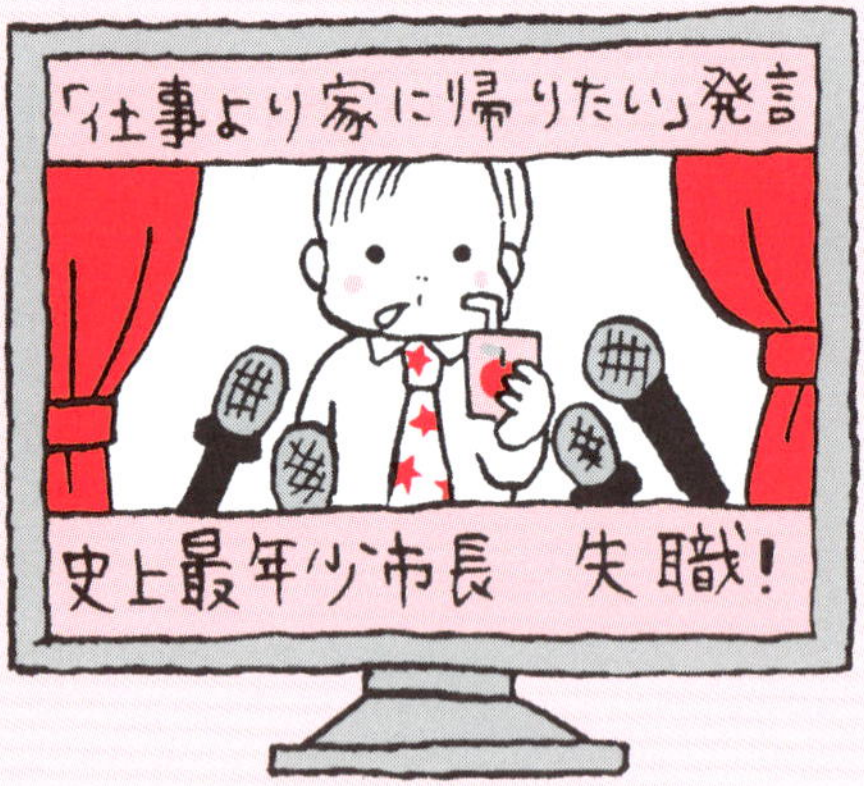
「仕事より家に帰りたい」発言
史上最年少市長　失職！

豆知識

日本の市町村長に立候補できる条件は、日本国民で満25歳以上であること。ちなみに、都道府県知事と参議院議員は満30歳以上、衆議院議員は満25歳以上の日本国民です。

史上最年少市長
史上最速で失職

しじょうさいねんしょうしちょう
しじょうさいそくでしっしょく

辛口
慣れてきたらぴりっと辛めに！ 難易度
の「早口ことば」

川島教授の脳雑学

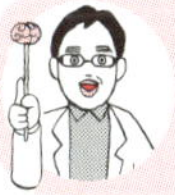

脳をはたらかせるエネルギー源となるのがブドウ糖。人一人の全消費エネルギーのうち、約24%のエネルギーが脳を動かすのに使われています。

あまりにも若すぎた。

027

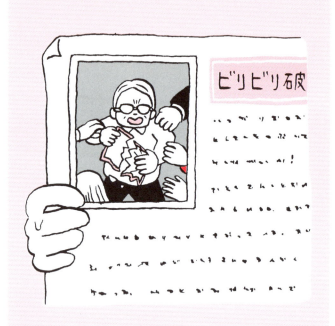

豆知識

著名人のサインをもらう色紙は、元々は白い面が裏で色や装飾がある面が表。表に名前を書くほどの者では……という謙遜から、白い面にサインを書くようになったといいます。

父　頻りに色紙
ビリビリに引きちぎり
記事に

ちち　しきりにしきしびりびりにひきちぎりきじに

辛口
慣れてきたらぴりっと辛めに！　難易度
の「早口ことば」

自分からサインくださいって言っておきながら。記事になり一躍父のほうが有名に。

Column 2

音読暗唱テストで前頭前野の短期記憶機能をチェック！

短期記憶機能（ワーキングメモリー）とは、脳の前頭前野のはたらきのひとつで、頭の中に入ってきた情報で覚えておくもの、削除するものを整理する能力のことです。左のページのLevel1～8には、それぞれ野菜・果物の名前が書かれています。「音読→暗唱」の順に進めていき、いくつ単語を覚えられたかを数えます。

暗唱する人、正解をチェックする人に分かれて交互にテストしてもよいでしょう。

やり方

Level1を音読し、本を伏せてから暗唱します。

Level1の暗唱ができたら、次はLevel2を音読して暗唱します。

単語を6～7個（Level4～5）まで暗唱できたら上出来！　10個（Level8）まで暗唱できたら大学生レベルの脳機能と言えるでしょう。

▶ Level 1 ナス、トマト、イチゴ

▶ Level 2 モモ、モヤシ、パセリ、
ピーマン

▶ Level 3 ビワ、リンゴ、バジル、
ミズナ、ニラ

▶ Level 4 ブドウ、ユズ、カボチャ、
ゴボウ、バナナ、ミカン

▶ Level 5 キュウリ、メロン、ネギ、ナス、
モモ、モヤシ、ニンジン

▶ Level 6 キウイ、ニラ、レモン、
ビワ、トマト、マンゴー、
リンゴ、ダイコン

▶ Level 7 カキ、ヤマイモ、ネギ、ブドウ、
イチゴ、スモモ、カボチャ、
バナナ、パセリ

▶ Level 8 セロリ、リンゴ、パセリ、モモ、
ゴボウ、キュウリ、ミカン、
ピーマン、レモン、スイカ

辛

す脳に効く！
「早口ことば」

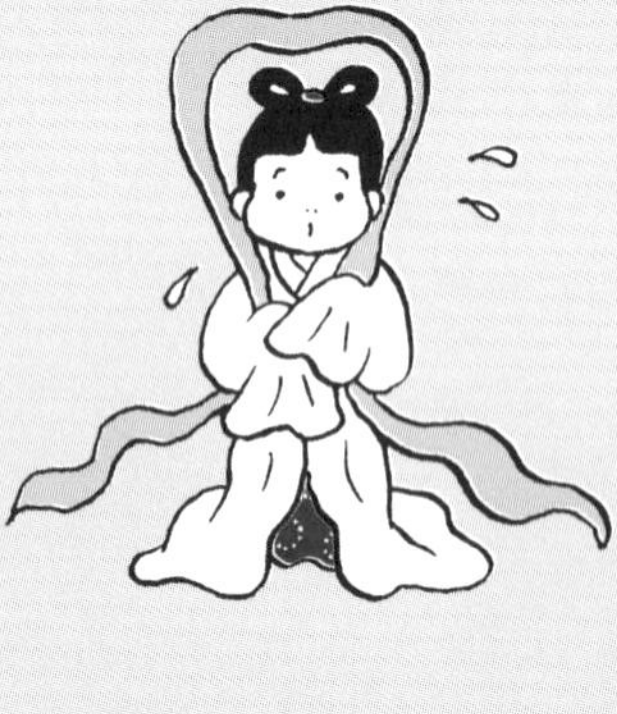

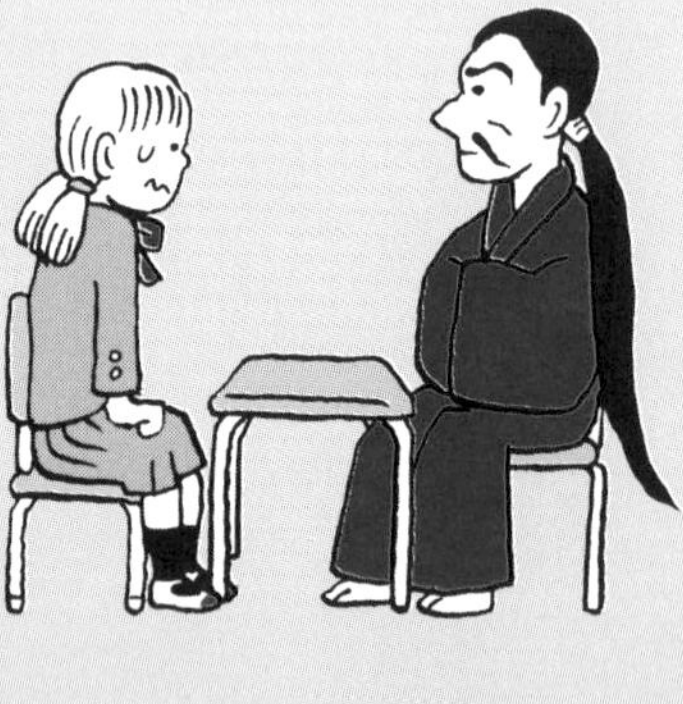

激

辛さがますます

難易度

🌶🌶🌶の

激辛レベルまでくると、一発で言うのはとても難しいはず！
最初はゆっくりペースで、
慣れてきたら少しずつスピードアップしていきましょう。
これが言えたら、早口ことば上級者！

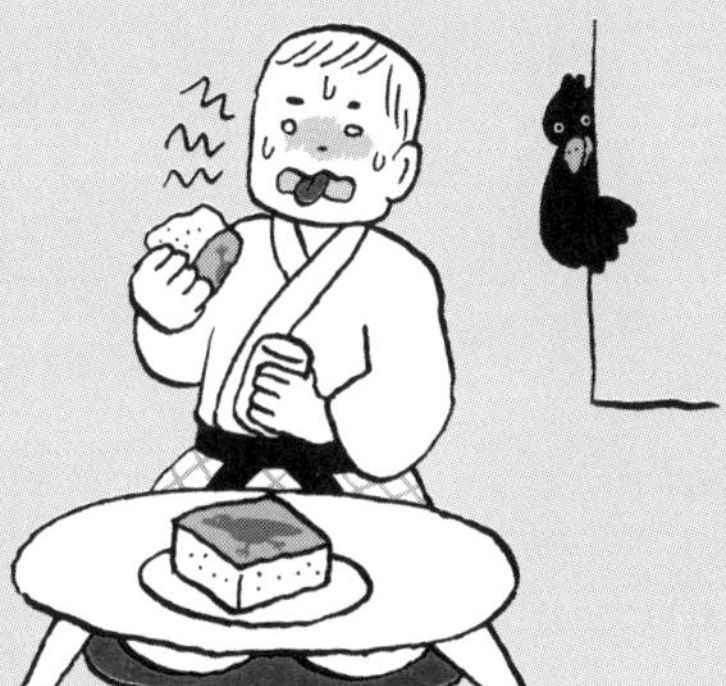

028

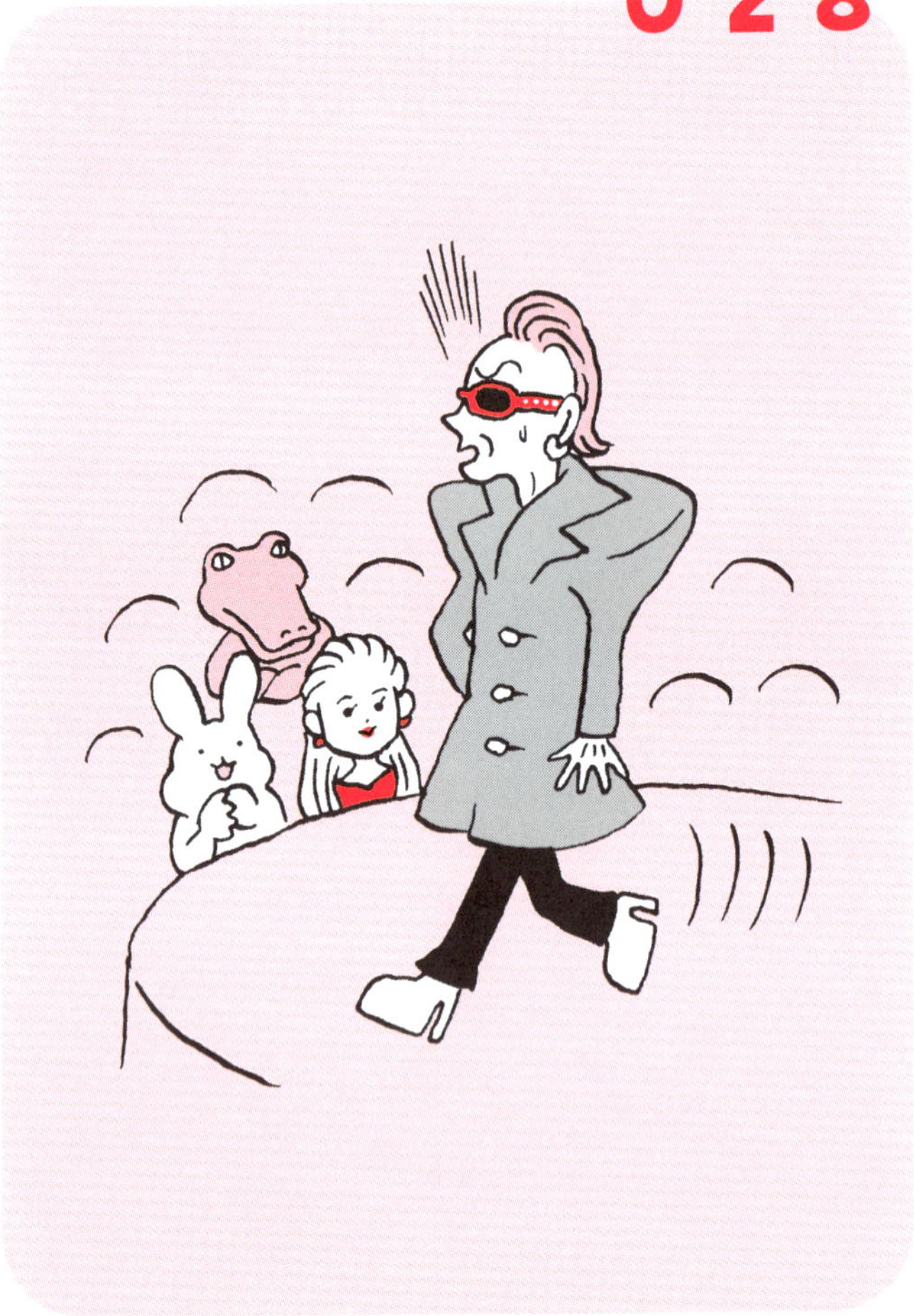

豆知識

毎年９月21日は「ファッションショーの日」。1927年９月21日に、日本初のファッションショーが、東京・銀座の三越呉服店で開催されました。服装は着物だったそう！

祖父
ファッションショー中
痛風発症しそう

▼そふふぁっしょんしょーちゅうつうふうはっしょうしそう

川島教授の脳雑学

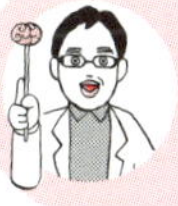

ほめことばは、脳の前頭前野を活性化させます。大事なのは、その場ですぐにほめること。原因となった行動に近い時間でないと効果が発揮されにくくなります。

終わるまでなんとか持ちこたえてくれワシの足！

029

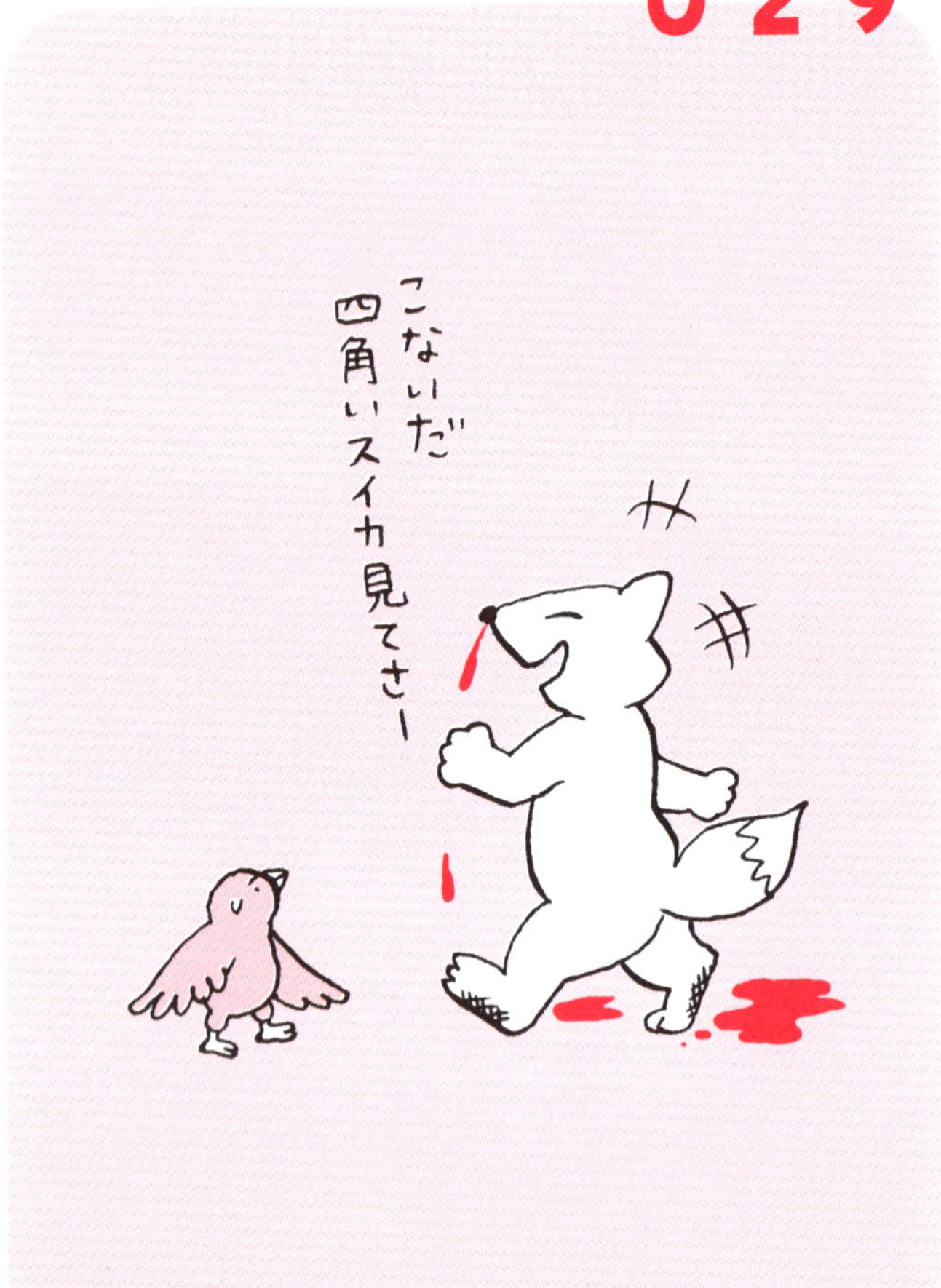

豆知識

裸足で歩くと、血行促進や体幹の強化、姿勢の改善、足の筋力アップなど、さまざまな効果が期待できます。けがの危険がないところで、たまには裸足でウォーキングしてみるのも健康に◎。

鼻血出し無駄話
裸足で話し出す
恥知らず

▼はなぢだしむだばなしはだしではなしだすはじしらず

激辛

辛さがますます脳に効く！ 難易度🌶🌶🌶 の「早口ことば」

川島教授の脳雑学

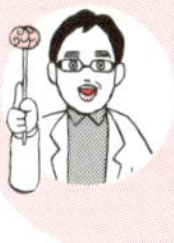

「青魚を食べると頭がよくなる」といわれますが、これは科学的事実です。DHA（ドコサヘキサエン酸）やEPA（エイコサペンタエン酸）など、魚の油に含まれる成分は、脳の神経細胞の発達を促します。

何があってそんな格好なのか知りたいのに、まったく関係ない話をずっとしてくる。

030

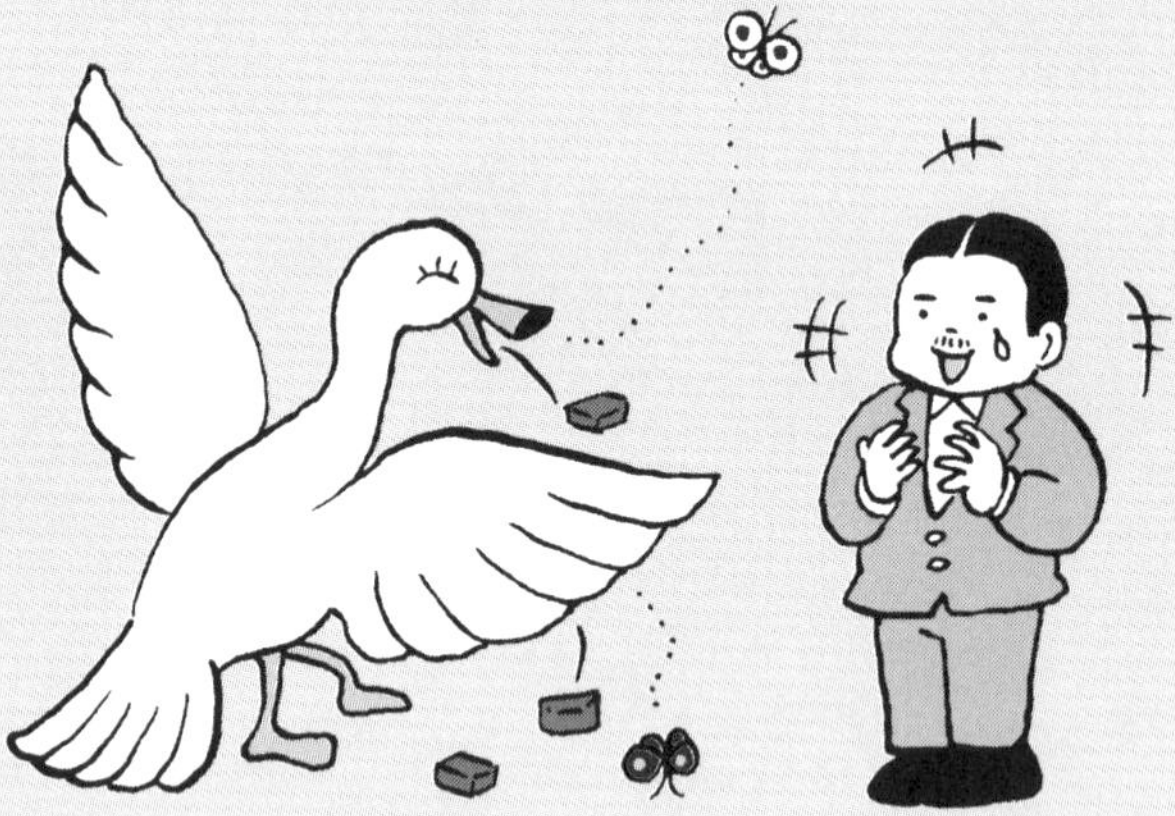

豆知識

バレエ「白鳥の湖」は、悪魔により姿を変えられた王女オデットと王子ジークフリートの愛の物語。悪魔の娘で妖艶な黒鳥オディールと白鳥のオデットの二役を一人のダンサーが演じます。

ちょくちょくチョコと
蝶々吐く白鳥
学長爆笑

▼ちょくちょくちょくちょことちょうちょうはくはくちょう
がくちょうばくしょう

激辛

辛さがますます脳に効く！ 難易度の「早口ことば」

芸達者な白鳥。まさに出し物。

031

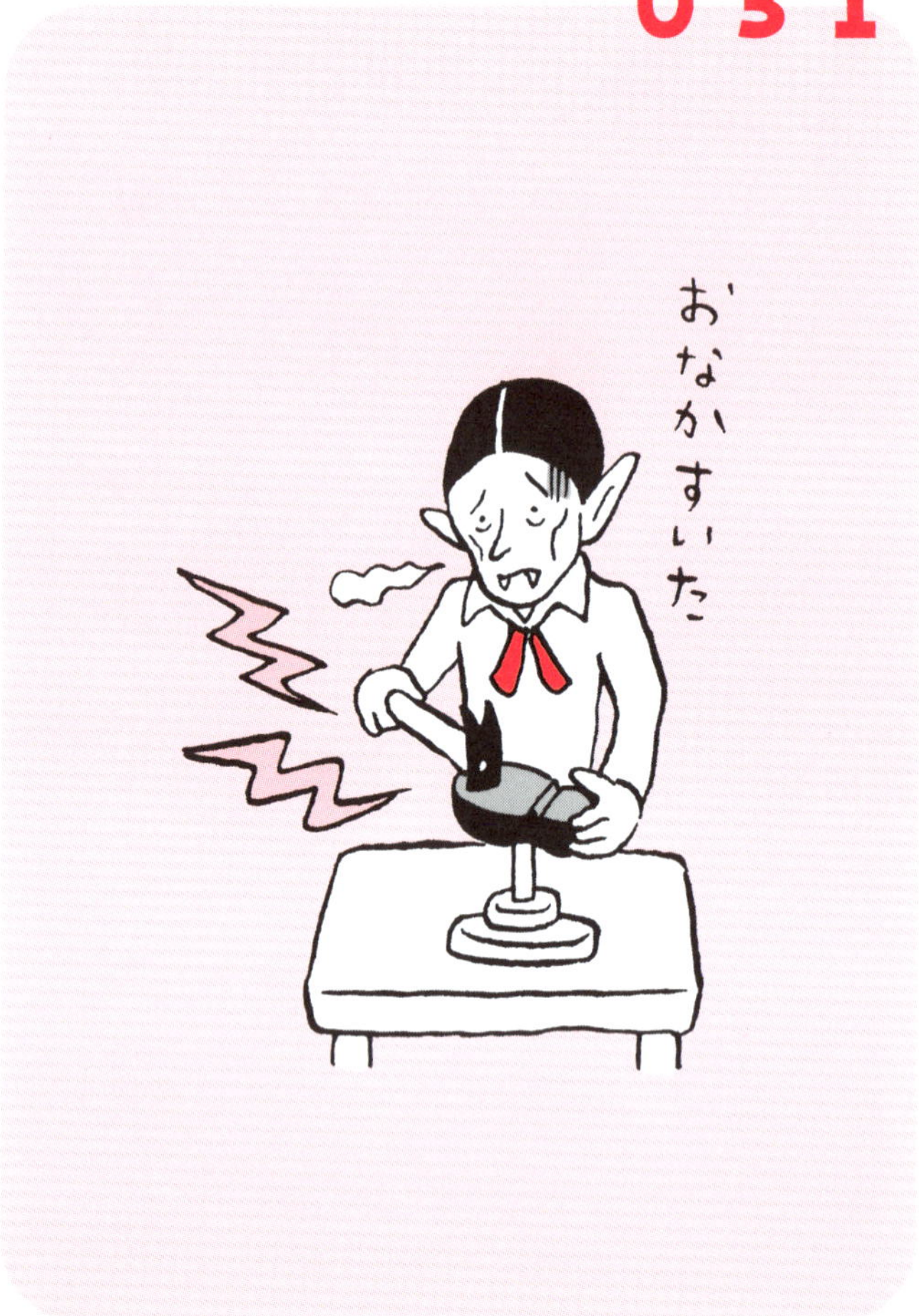

豆知識

吸血鬼は英語でヴァンパイア。では、ドラキュラは？　ドラキュラは、アイルランドの作家ブラム・ストーカーの小説『吸血鬼ドラキュラ』に登場する吸血鬼の伯爵のこと、実は個人名です。

靴作る空腹吸血鬼
靴作る途中腹痛

くつつくるくうふくきゅうけつき
くつつくるとちゅうふくつう

川島教授の脳雑学

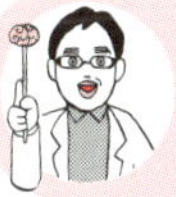

早口ことばは、速く話せば話すほど効果的。というのは、できるだけ速く話す努力をすることで、頭の回転速度を上げる効果があるのです。

食べ物を買いに行きたいけどその買い物に出かけるための靴がないんだよね。

032

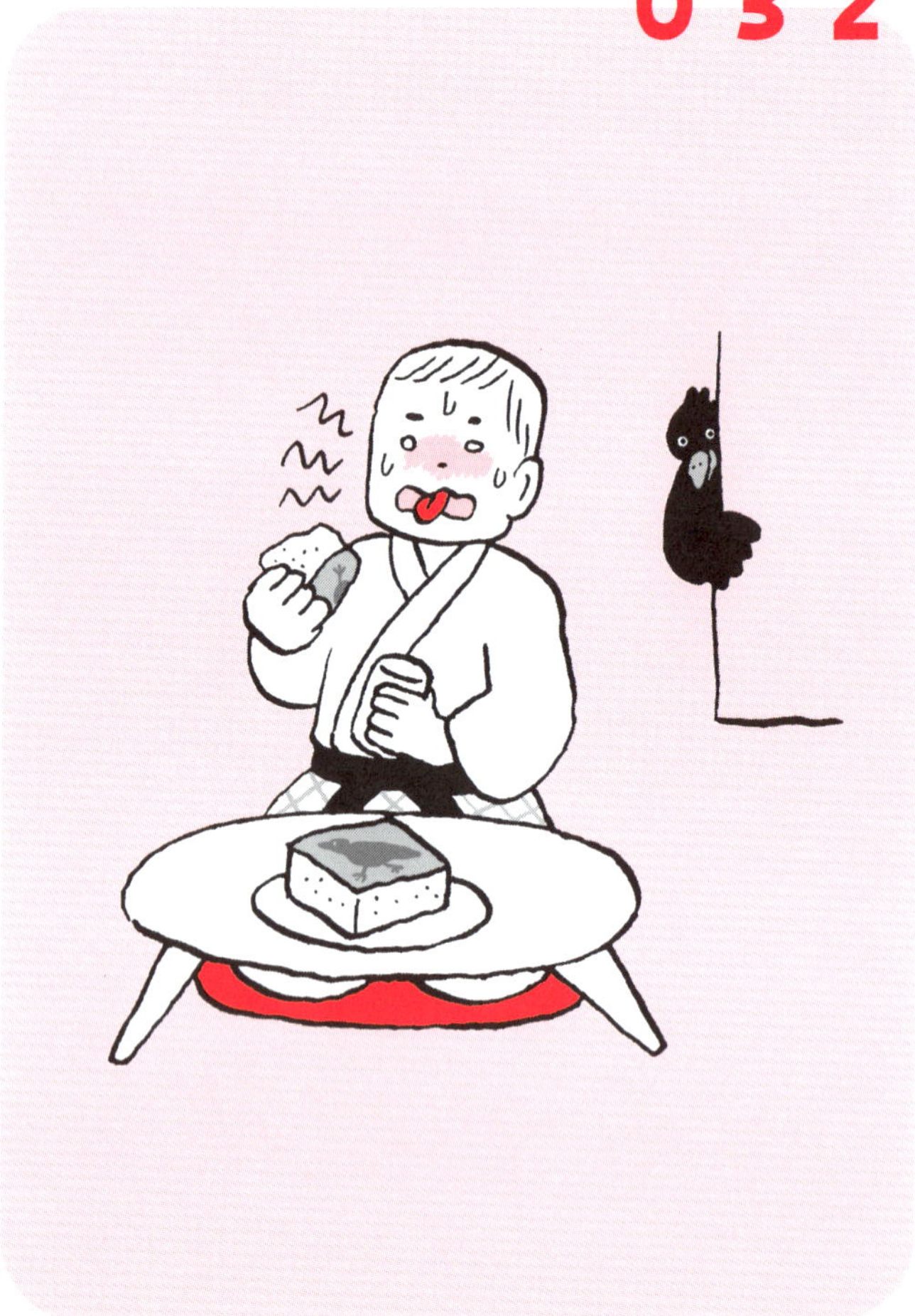

豆知識

カステラは16世紀にポルトガルから伝来しました。名前の由来は諸説あり、一説では当時の日本人が菓子の名前を尋ねた際「カスティーリャ王国のお菓子だ」との答えを勘違いしたためだとか。

空手家がカラスらから買ってたカステラ辛くて捨てた

▼からてかがからすらからかってたかすてらからくてすてた

川島教授の脳雑学

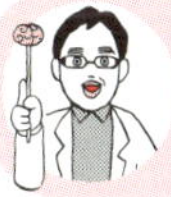

以前に経験した情報が、そのあとの情報に影響を与えるような記憶をプライミング記憶といいます。p.93で例を見てみましょう。

まずカラスから物を買わないほうがいい。

033

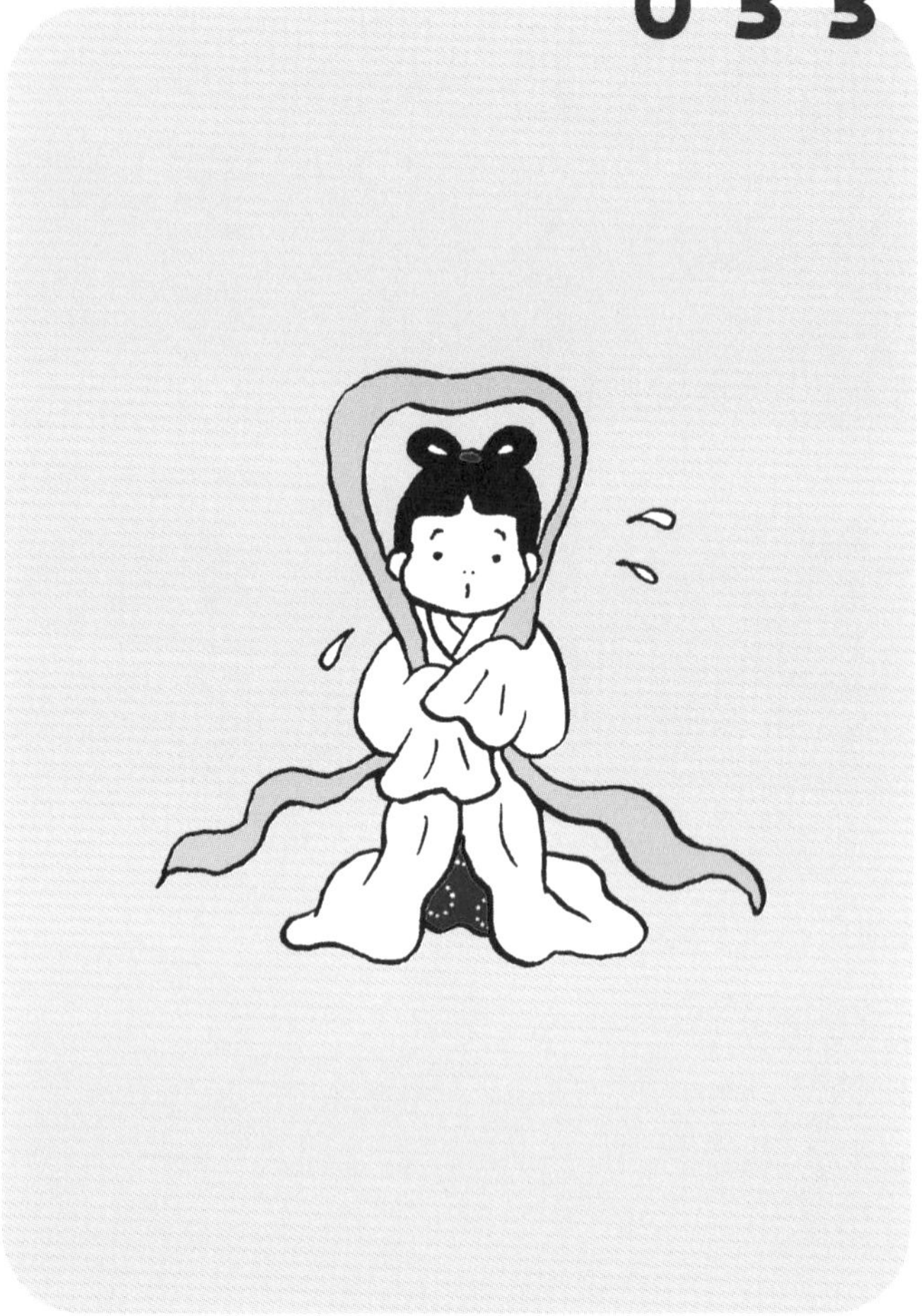

何もかもモゴモゴと
しどろもどろの
羽衣の子ども

なにもかももごもごと
しどろもどろのはごろものこども

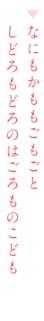

川島教授の脳雑学

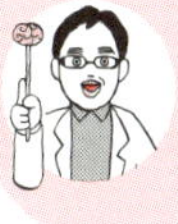

「キャンパス」と10回言ってみてください。では、角度をはかるものは？　答えは、コンパス！ではなく分度器ですよね。キャンパスから連想して、ついコンパスと答えてしまう、このような現象がプライミング記憶です。

「その服どうしたの?」「なんか、着たくて、えっと、着てて、あの、着てたら……」

034

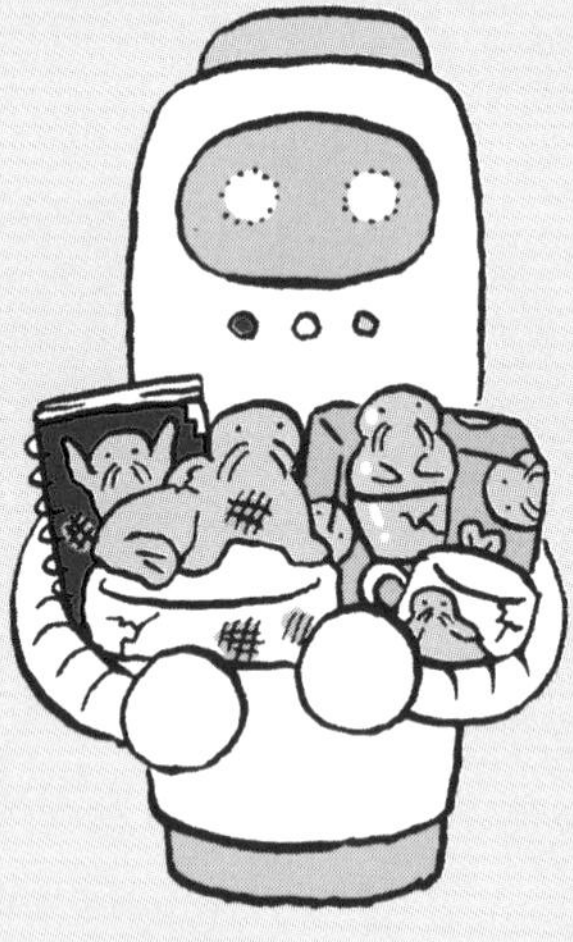

豆知識

最終的にという意味のことば「とどのつまり」のとどは、アシカ科のトドではなく、出世魚のボラのこと。ボラは成長のたび名前が変わる魚で、最終的にトドという名になることが語源です。

このボロボロのトドの小物5個こそそこのロボットのもの！

▼このぼろぼろのとどのこものごここそそこのろぼっとのもの！

ロボットが小さな頃から大切にしているトドグッズ。ロボットが小さな頃……？

035

児童　柔道場へ
堂々と
ゾウの銅像と
ドジョウの
ジョウロ
どうぞと譲渡

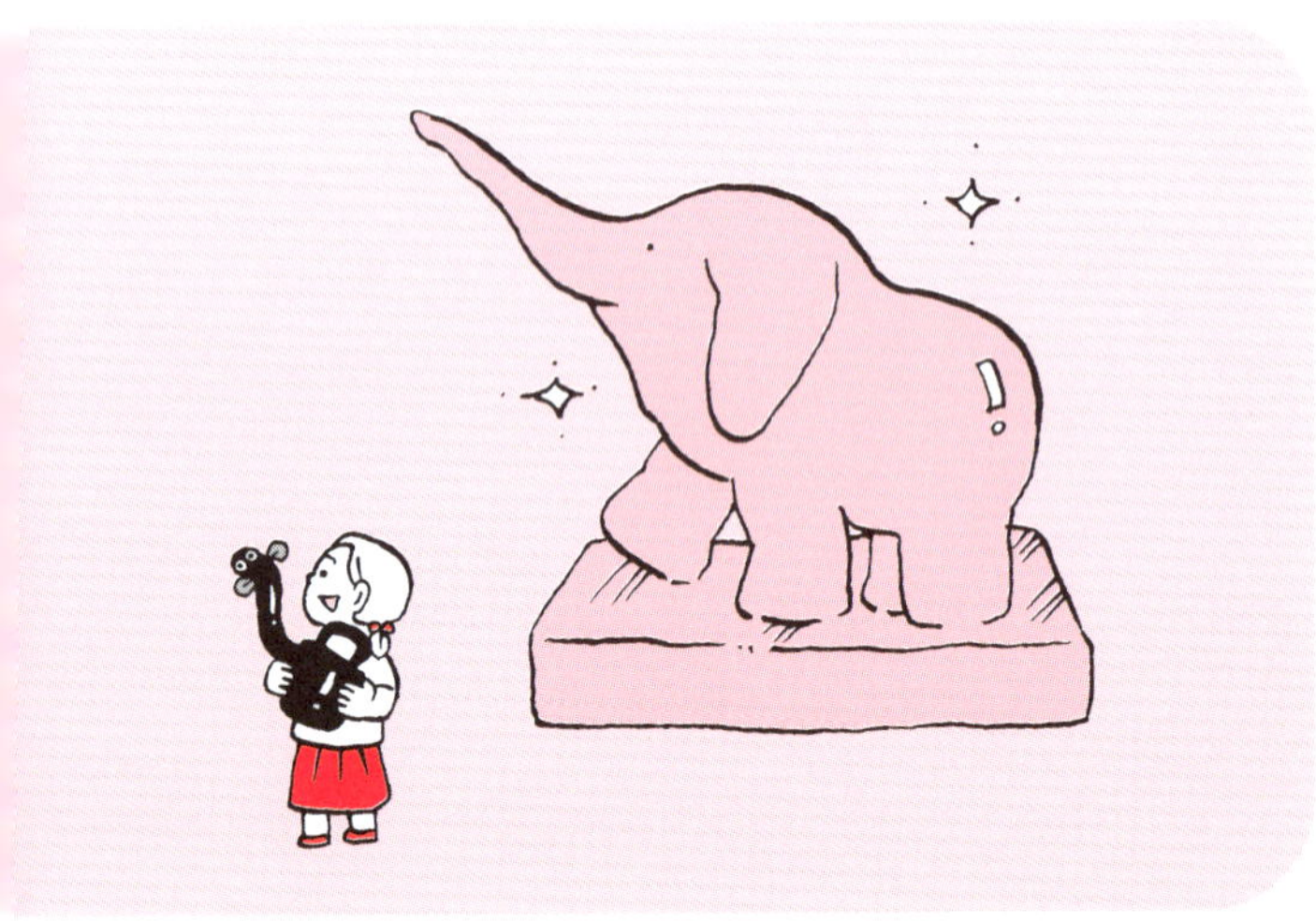

▼じどう　じゅうどうじょうへ
どうどうと
ぞうのどうぞうと
どじょうのじょうろ
どうぞとじょうと

豆知識

冬は土や泥の中で冬眠し、春から初夏にかけて旬を迎えるドジョウ。カルシウム、鉄分、ビタミンB_2、ビタミンDなどの栄養が豊富な一方、カロリーはうなぎの約3分の1と、ヘルシーな食材なんですよ。

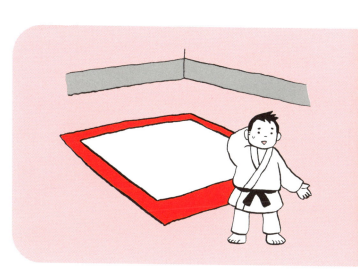

柔道場に似つかわしくないのであまり置きたくないけど、せっかくなのでもらっておこう。

036

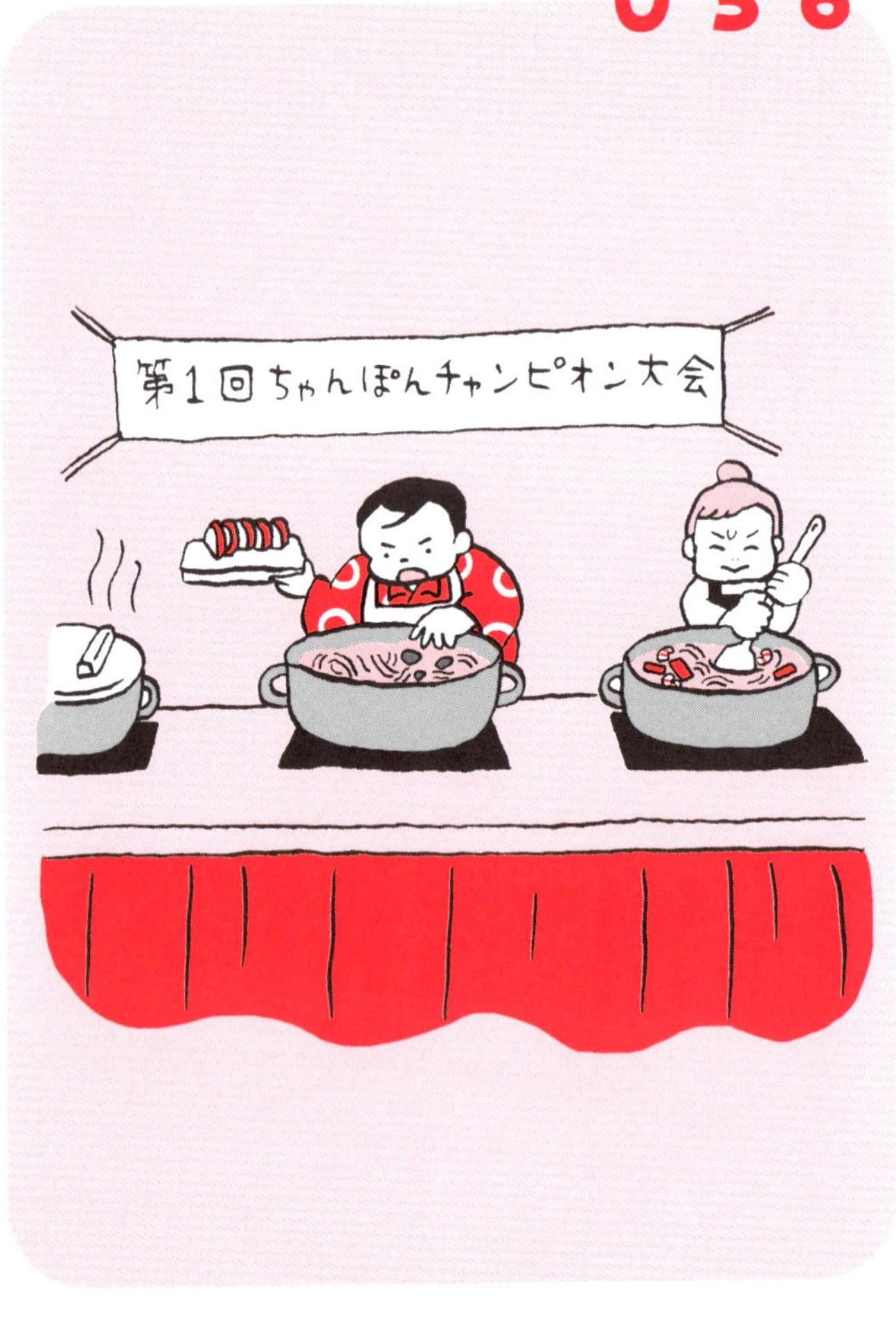

吉報！日本ちゃんぽんチャンピオン大会開催発表！

▼きっぽう！　にっぽんちゃんぽんちゃんぴおんたいかい
かいさいはっぴょう！

川島教授の脳雑学

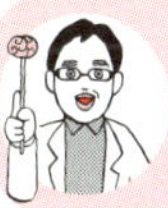

レム睡眠（体は眠っているけれど脳は動いている）中は、海馬をはじめとする記憶に関わる領域が活発に活動し、記憶の整理や必要な記憶の定着が行われています。

第1回大会はやはり長崎で行われる。

037

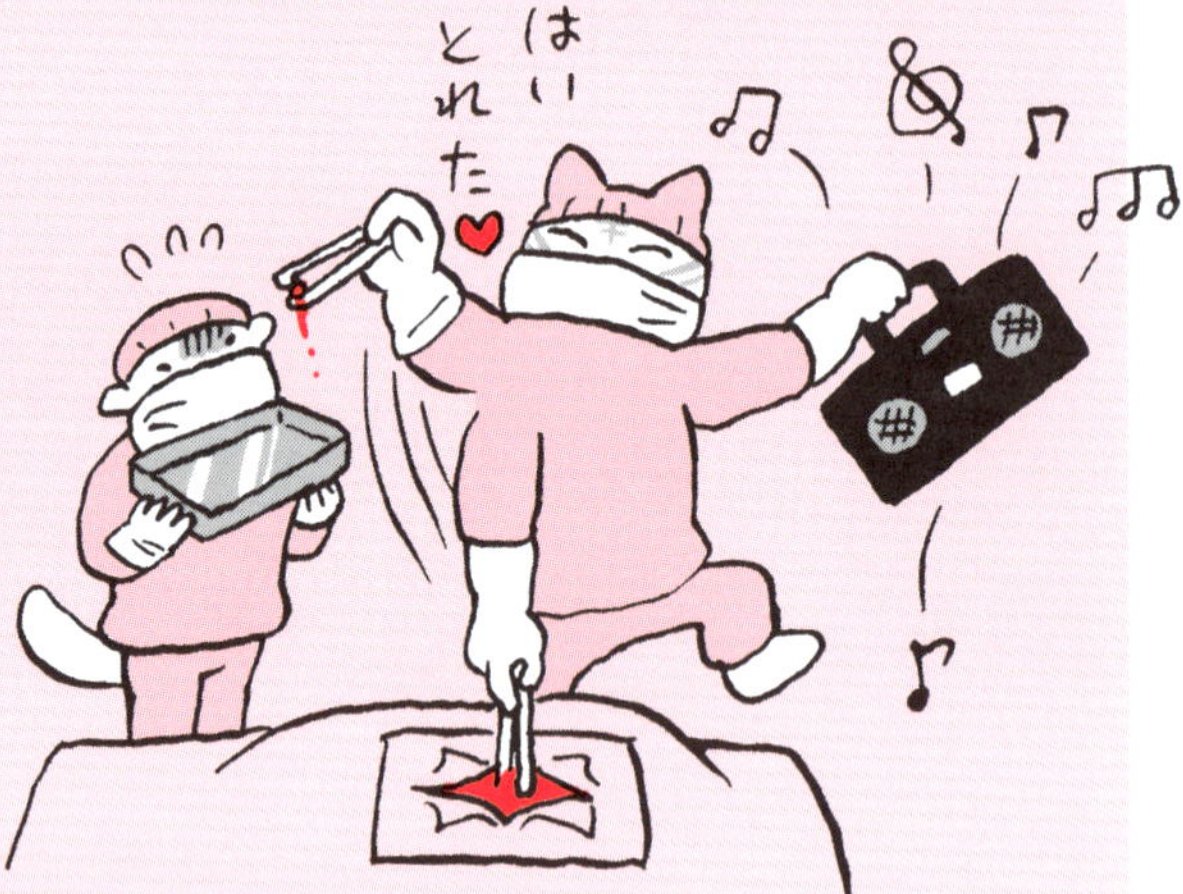

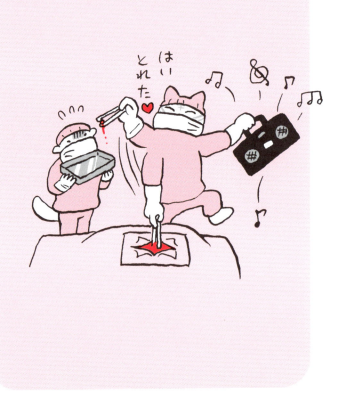

豆知識

世界で初めて全身麻酔手術を成功させたのは、なんと日本人。江戸時代の医師・華岡青洲《はなおかせいしゅう》です。1804年、自身が開発した全身麻酔薬を用いて、乳がんの摘出手術に成功しました。

比較的刺激的かつ不適切だが的確な摘出手術

ひかくてきしげきてきかつふてきせつだが
てきかくなてきしゅつしゅじゅつ

川島教授の脳雑学

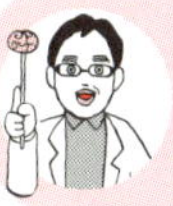

絶え間なく活動する大脳を休ませる睡眠は、大切な時間。ただし、睡眠中も脳が完全に休むわけではありません。大脳は休んでいても、生命維持活動を司る領域ははたらき続けています。

腕は確かだからなんとも言えないのよね。

038

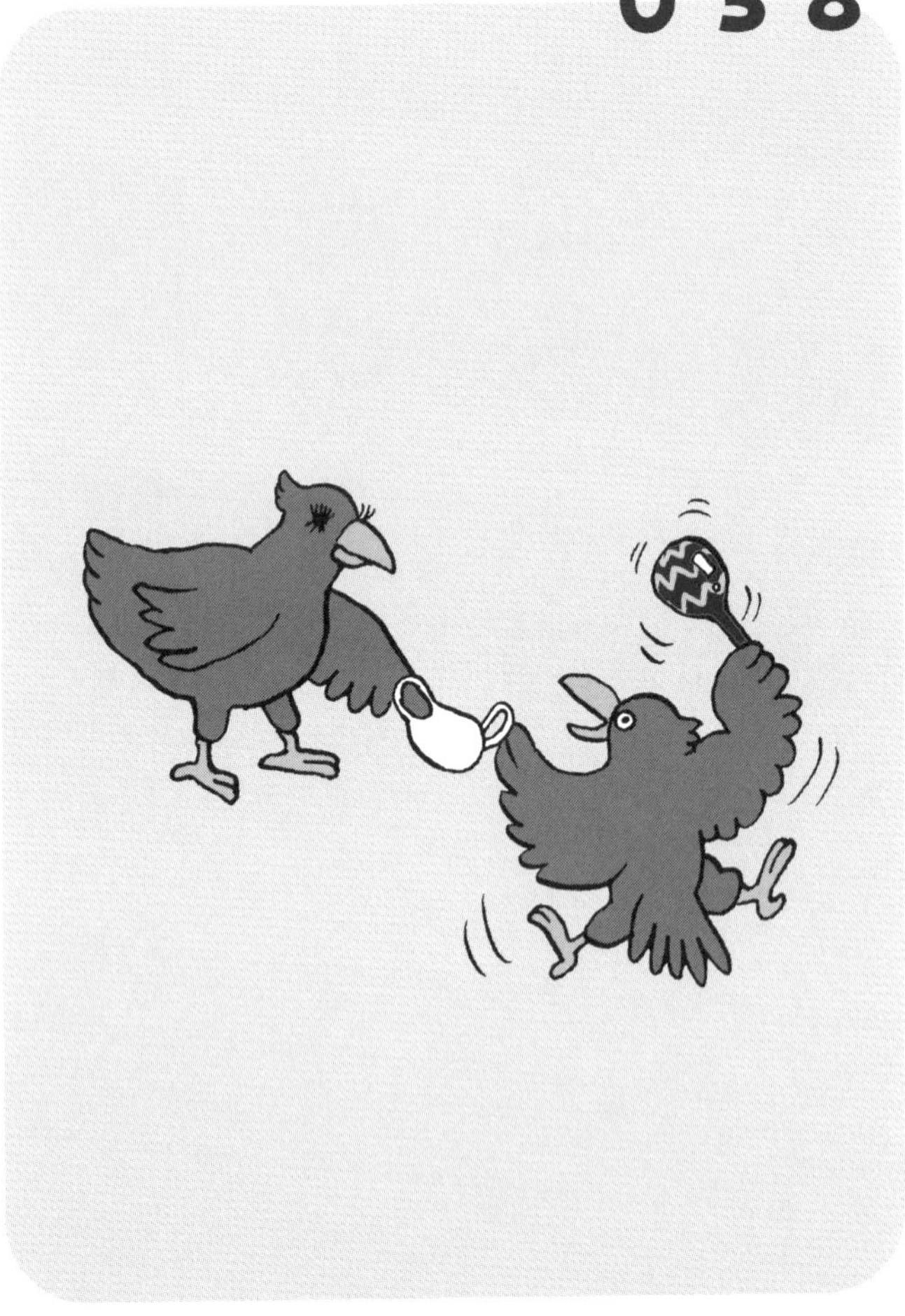

豆知識

よく「カラスは黄色が苦手」といわれますが、これは誤り。カラス対策で紫外線をカットするごみ袋が開発された際、そのごみ袋が黄色だったことから、このような誤解が生まれたとか。

マスク貸します
マスカラカラス
マスク借ります
マラカスカラス

ますくかしますますからからす
ますくかりますすまらかすからす

激辛

辛さがますます脳に効く！ 難易度の「早口ことば」

川島教授の脳雑学

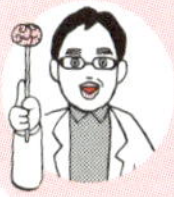

人間は、見える情報と聞こえる情報が異なっているときに、見える情報に頼る傾向があります。それを証明するのが腹話術。腹話術師が話しているのに、人形が話しているように認識してしまう現象を腹話術効果と呼びます。

ファッショナブルなカラスとリズミカルなカラスのやりとり。

039
旅客機5機から6か国の旅行客？結局9か国の旅行客！

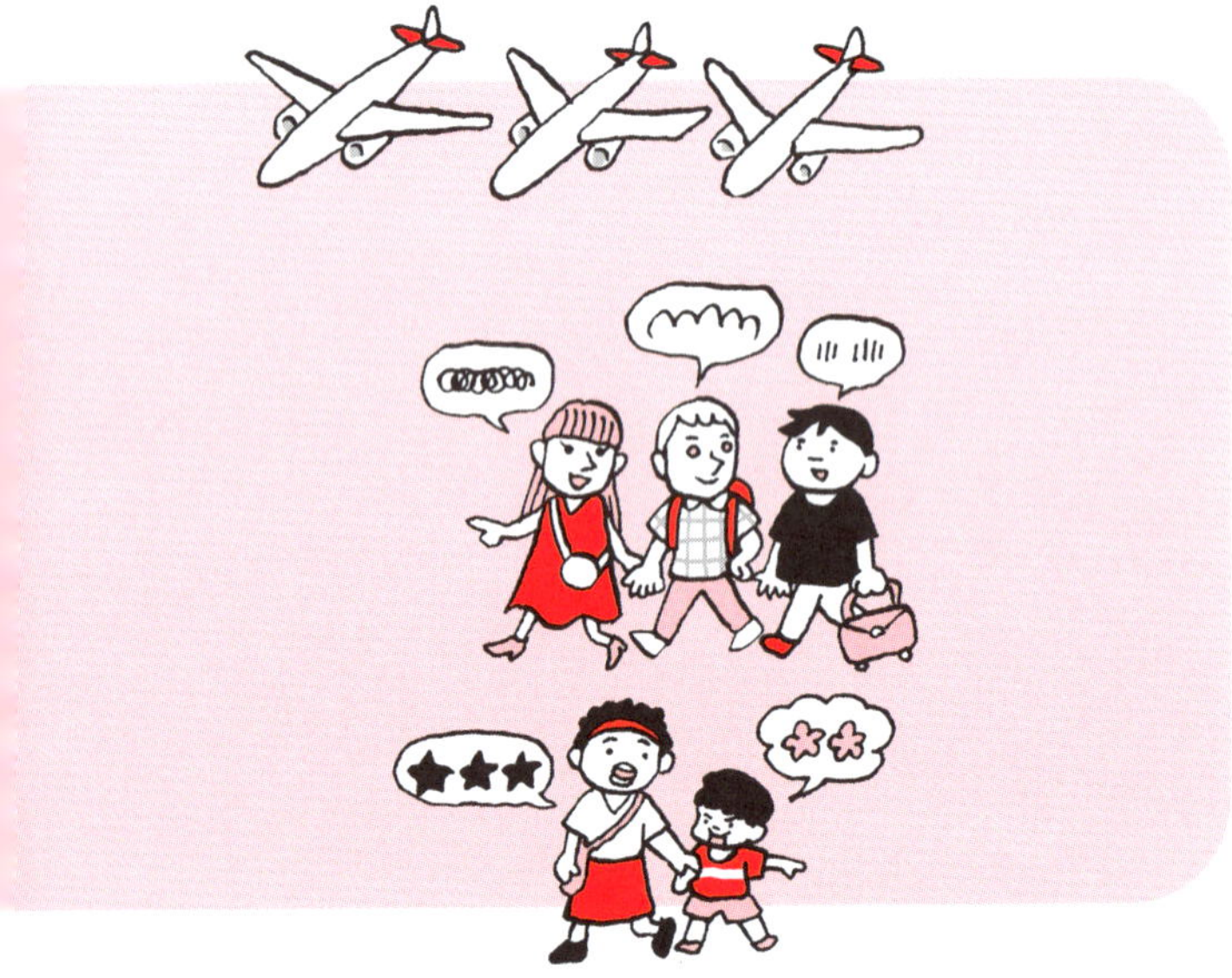

りょかくきごきから
ろっかこくのりょこうきゃく？
けっきょくきゅうかこくの
りょこうきゃく！

豆知識

アメリカの旅行雑誌『Travel + Leisure』のワールドベストアワード2024（世界のお気に入りの観光都市を決める読者投票）で、京都が3位、東京が8位にランクイン！　ちなみに1位はサン・ミゲル・デ・アジェンデ（メキシコ）です。

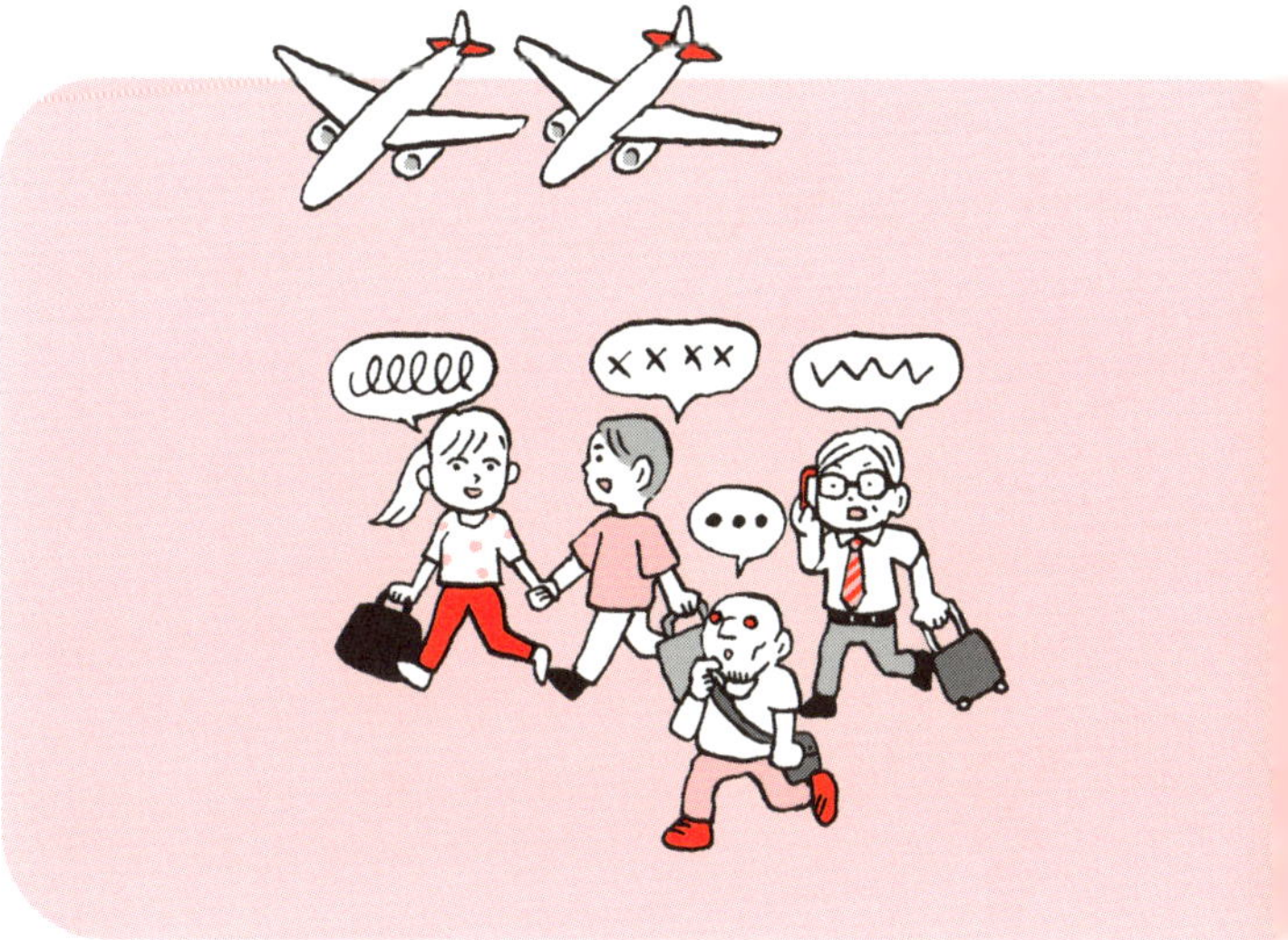

予想以上の多国籍。

040

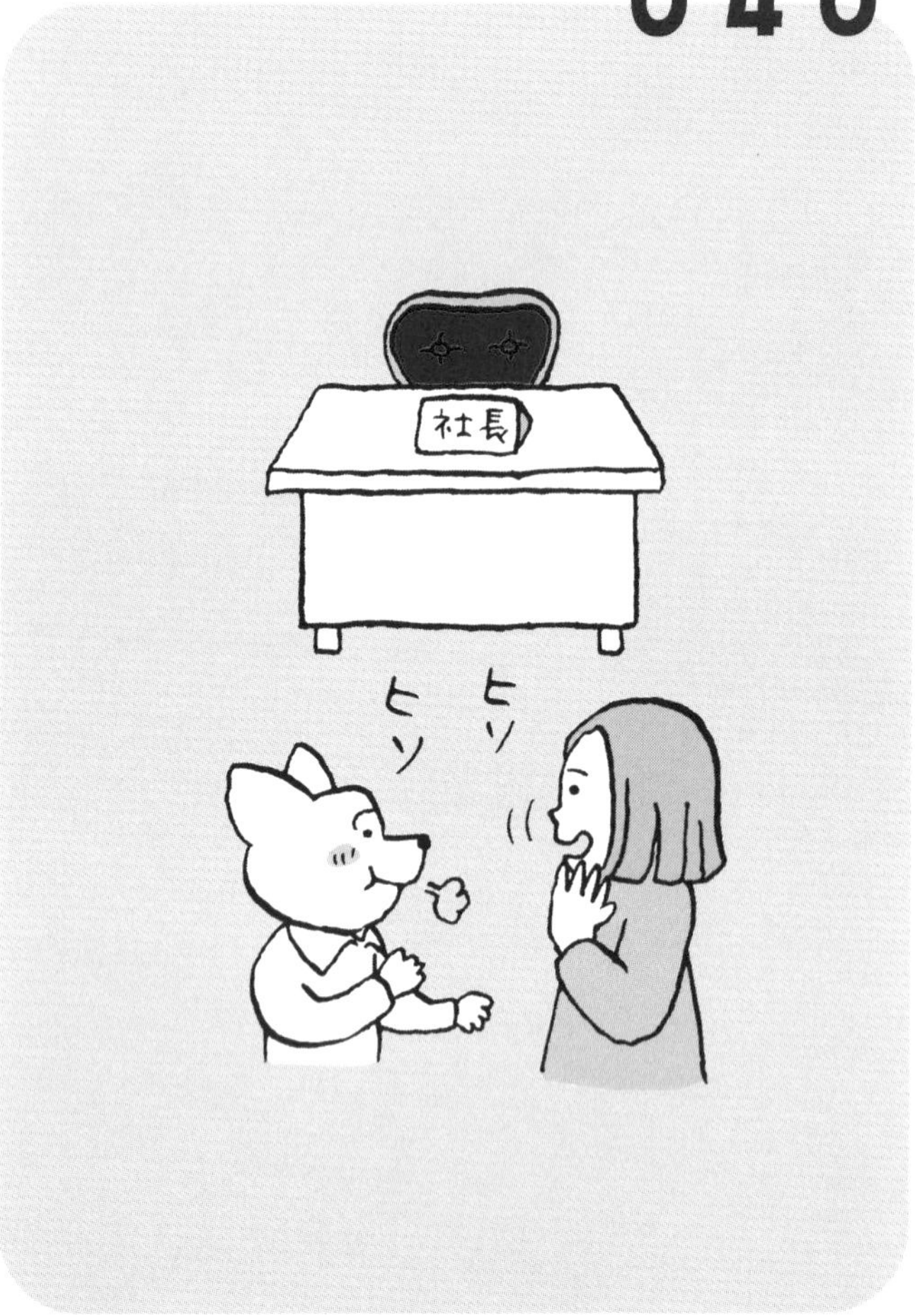

豆知識

「失笑」とは、笑いも出ないほど呆れることを意味することば、ではありません。本来の意味は、笑ってはいけない場面でこらえきれず吹き出してしまうこと。正しい使い方、できていますか?

新社長就任し
早速失踪
社長秘書ヒソヒソ失笑

▼しんしゃちょうしゅうにんしさっそくしっそう
しゃちょうひしょひそひそしっしょう

川島教授の脳雑学

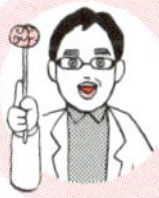

男性と女性では、脳の構造が少し異なります。大脳の左右の脳をつなぐ神経線維の束（脳梁）と、本能を司る視床下部に違いが見られます。これが男性脳、女性脳といわれる所以かも!?

思わず笑っちゃうくらいのスピードでいなくなっちゃった。

041

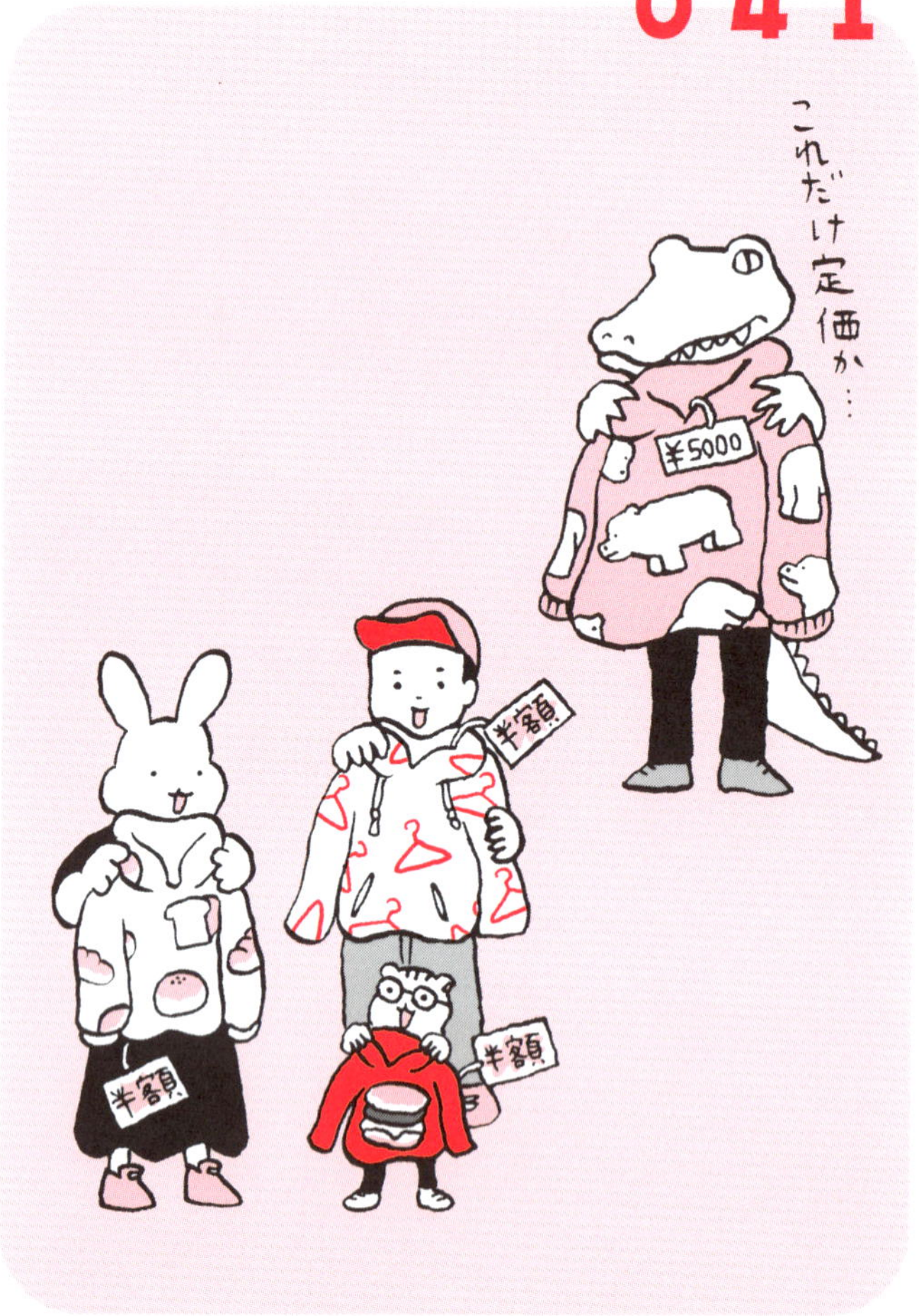

豆知識

パーカーを英語だと思っている人も多いのでは？　元々はイヌイット語で「パーカ」と呼ばれる、アザラシなどの皮で作ったフード付きの防寒具がパーカーの語源といわれています。

パン柄パーカー
ハンガー柄パーカー
ハンバーガー柄パーカー半額で
カバ柄パーカーは定価だ

▼ぱんがらぱーかー
はんがーがらぱーかー
はんばーがーがらぱーかーはんがくで
かばがらぱーかーはていかだ

意外とカバ柄だけ売れてるんだ。

042

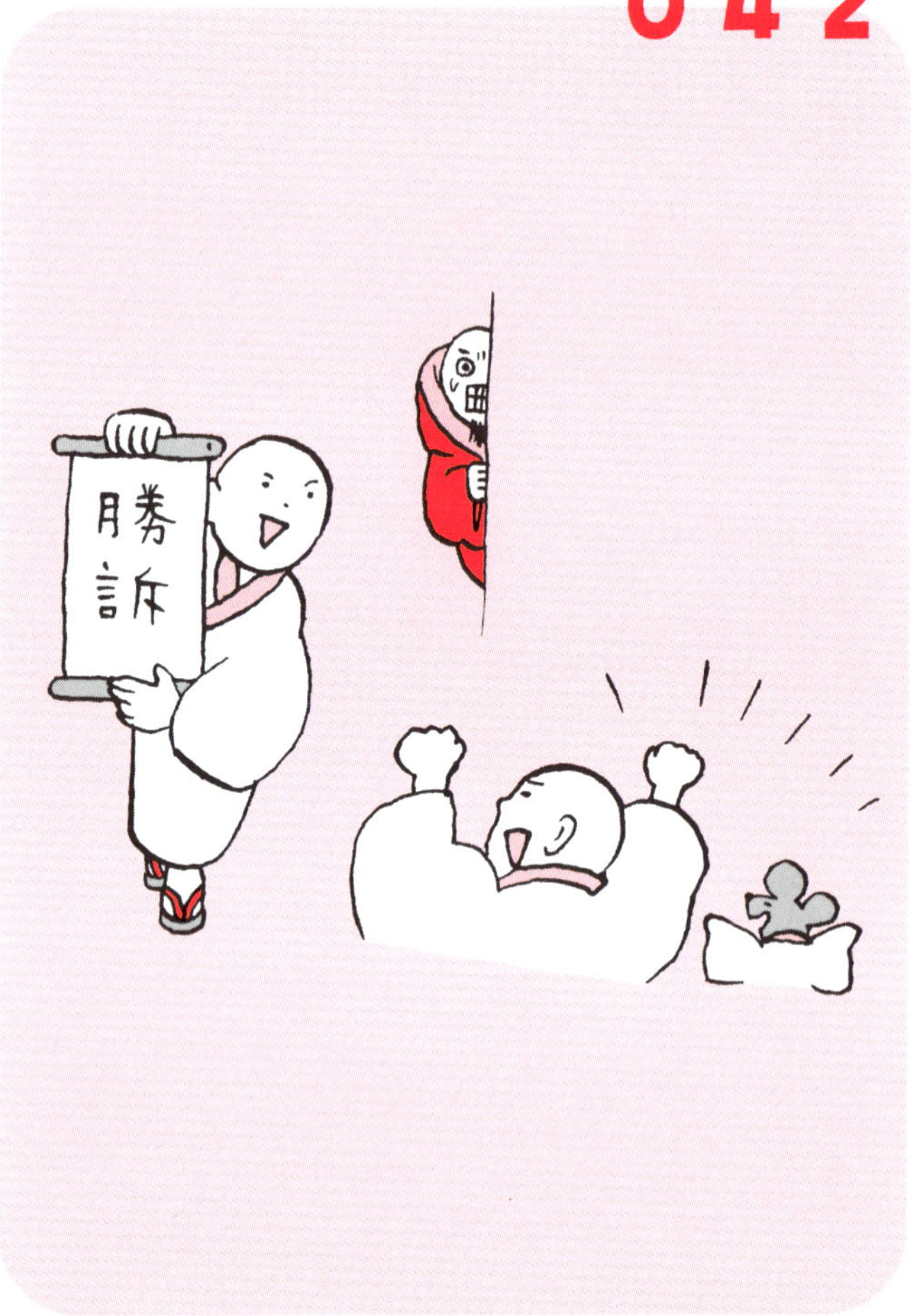

豆知識

お坊さんにはさまざまな呼び方がありますね。僧侶は出家して仏門に入った人、和尚は修行を積んだ一人前の僧侶、住職はお寺に住み込み管理を行う、そのお寺の責任者を指します。

和尚粗食訴訟
修行僧勝訴

おしょうそしょくそしょう
しゅぎょうそうしょうそ

川島教授の脳雑学

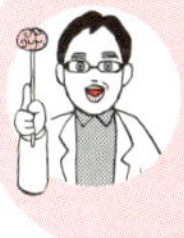

錯覚が起こるのには理由が！　日常生活では目からの情報量はかなりのもので、脳は入ってきた情報をすぐに処理する必要があります。そのとき過去の記憶などをもとに（適当に）処理をするので、錯覚が起きると考えられます。

修行僧たちに内緒で和尚は日常的にピザなどを食べていたことが裁判で明らかになった。

043

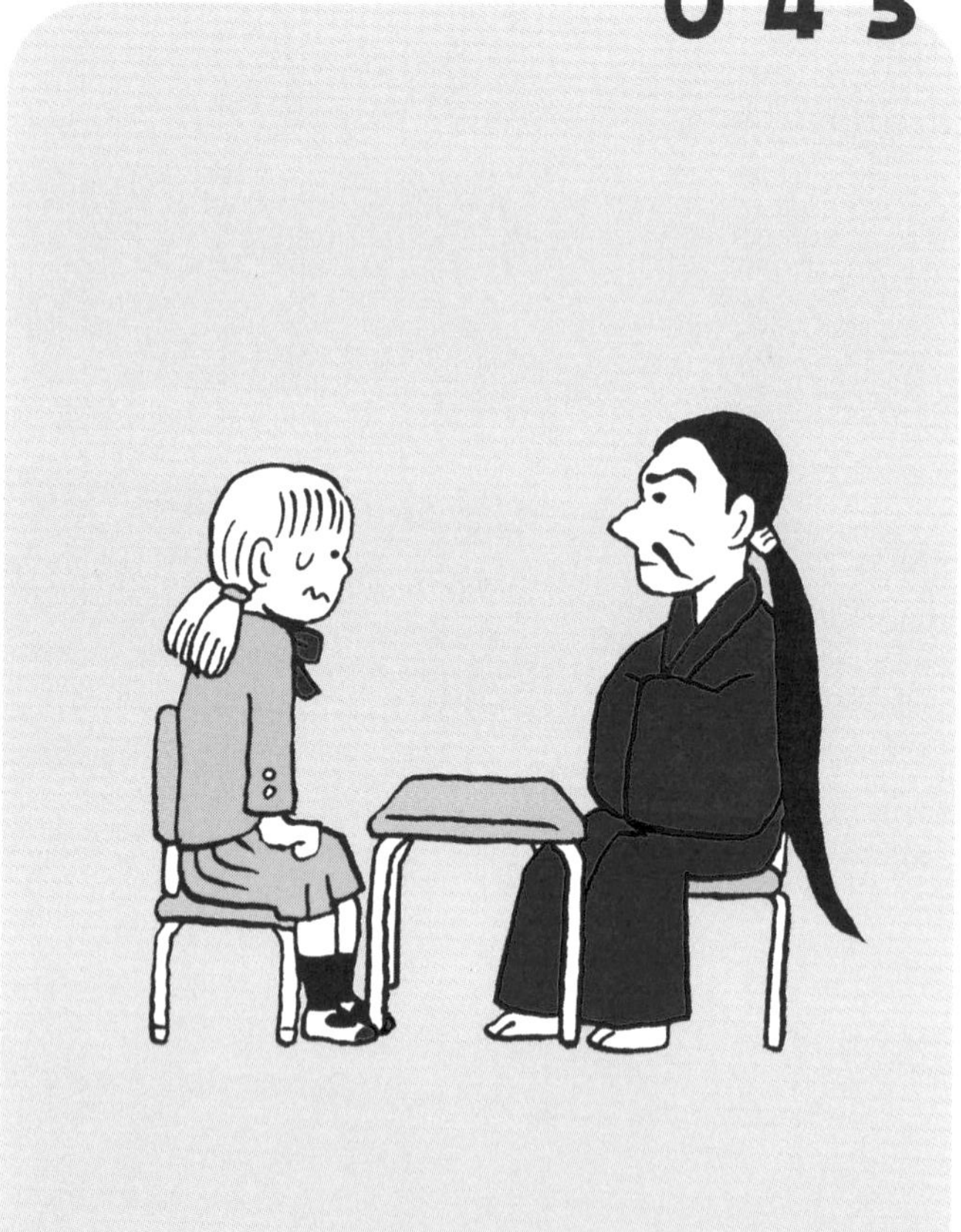

豆知識

刑事ドラマなどで事情聴取（取調べ）といえば、カツ丼がおなじみ。しかし実際には、警察官が取調室で食べ物を出すことはカツ丼に限らず禁止されています。

次女美術部休部中
古武術部に入部し
急遽事情聴取

じじょびじゅつぶきゅうぶちゅう
こぶじゅつぶににゅうぶしきゅうきょじじょうちょうしゅ

川島教授の脳雑学

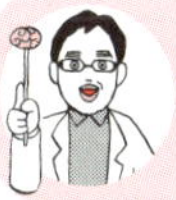

アメリカの研究所の発表によると、脳がコンピュータだとした場合、その記憶容量は約1024TB（テラバイト）だとか。これは１枚2MB（メガバイト）の写真なら約５億枚の量！

なぜ無断で部活の掛け持ちに至ったのか顧問が取調べ。

044

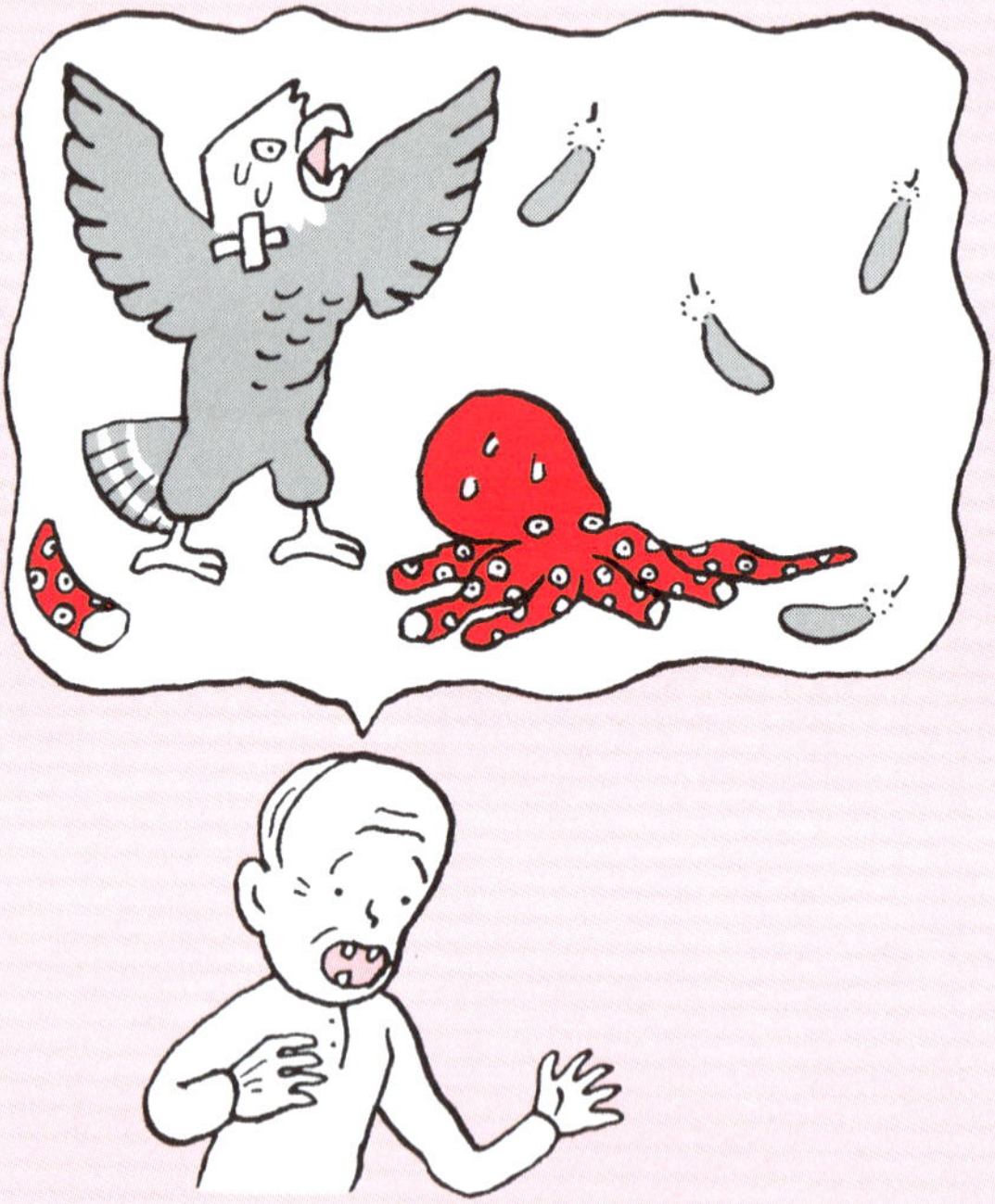

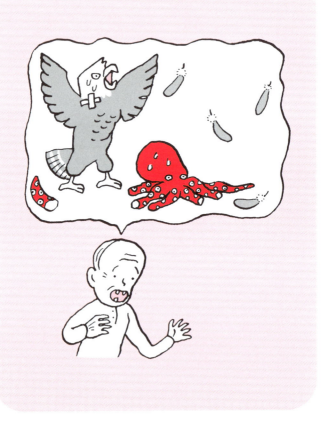

豆知識

タコは無脊椎生物の中でもっとも賢いといわれます。脳の数は9個あり、人間と同じように司令塔の役割を果たす大脳から、各あしの付け根にある神経脳へと指令を出しているという研究も。

タコがタカと闘ったが
タコが勝ったかタカが勝ったか
わからなかった中
歯がガタガタな方が
タカが勝ったと片言で語った

▼たこがたかとたたかったが
たこがかったかたかがかったかわからなかったなか
はがたがたなかたがたかがかったとかたことでかたった

「タコモスゴクツヨカッタヨー！」とも片言で興奮気味に語ったという。

Column 3

自分の過去の記憶を思い出して脳をフル活用！

人が何かを「思い出す」際、脳のどこがはたらいているのかを調べたところ、大脳の側頭葉をはじめとした多くの領域が活動するという研究結果が出ました。そこでこのページでは、早口ことば前の準備運動として、過去の自分や出来事を思い出して、脳を活性化させる肩慣らしをしましょう。テーマ決めをする際は、昔の出来事もテーマにするのがポイントです。

やり方

左ページ上側に書いてあるテーマを読んだら、できるだけ早く下のスペースに書き出してください。目標はすべて思い出すこと。

2人1組で行い、1人がテーマを決めてもう1人が答えて……と進めるのもよいでしょう。

テーマ

小学1〜6年生のとき、何年何組だった？	小学3年生のときの同級生の名前を3人！	子どもの頃に見ていたドラマのタイトルは？
中学校の担任の先生の名前は？	初恋の人の名前は？	平成の総理大臣の名前を3人！
おとといの晩ごはんは？	子どもの頃の家の電話番号は？	いちばん最近に電話をかけた相手は？

解答欄

辛

チャレンジ！

「早口ことば」

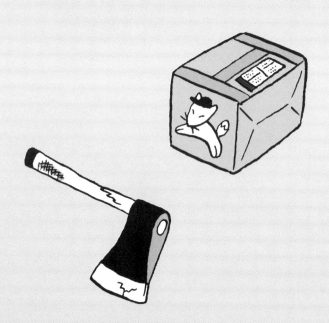

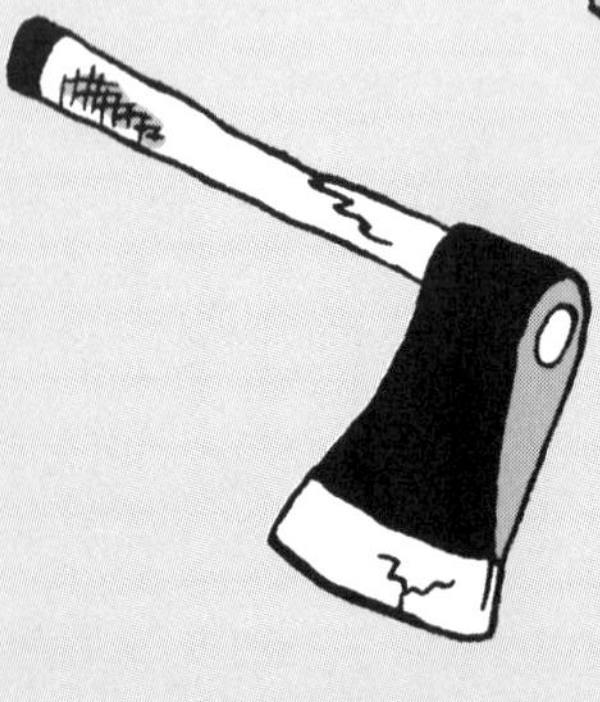

鬼

最後は文章に

難易度

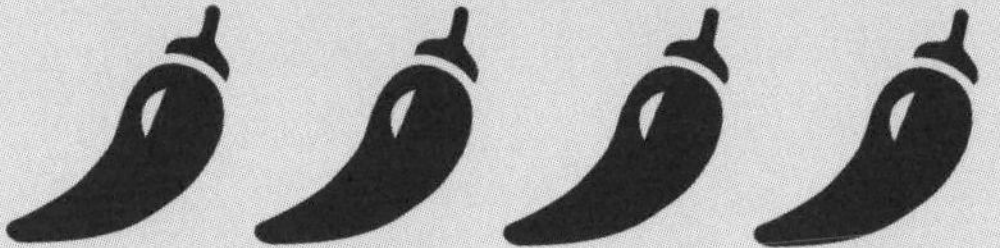

の

最後は超長文の「早口ことば」に挑んでみましょう。
意味は考えなくてOKなので、速く言うことを重視して！
鬼辛早口ことばを言えたあなたは、
早口ことばマスターです！

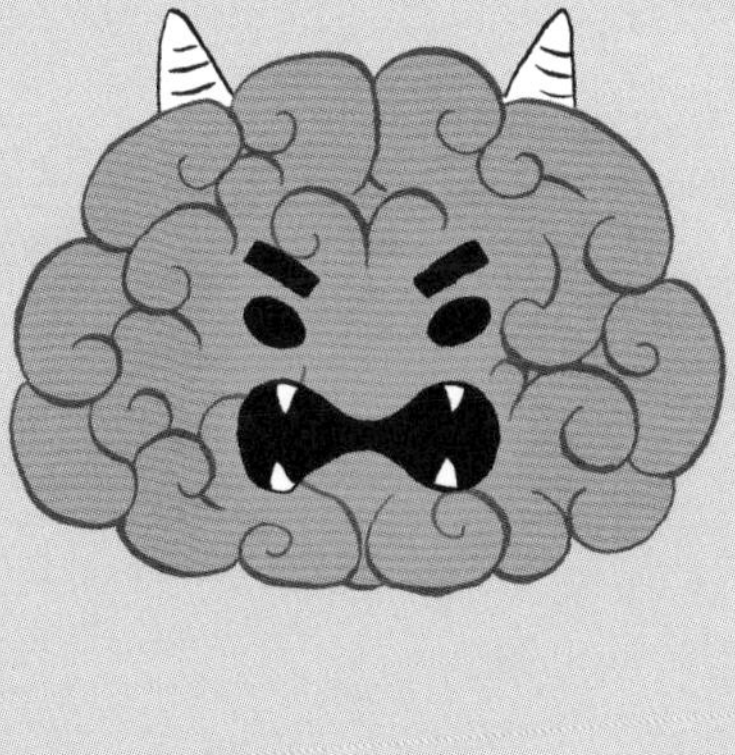

045

殿《との》のもとに、こそ泥《どろ》と思《おも》われる男《おとこ》が
ところどころボロボロの斧《おの》を持《も》って現《あらわ》れた。
こそ泥《どろ》と思《おも》われる男《おとこ》は
「昨日《きのう》の午後《ご》頃《ごろ》この城《しろ》の外《そと》に落《お》ちていた
ところどころボロボロのこの斧《おの》を盗《と》ろうとしたが、
もしやこの斧殿《おのとの》のものなのかもと、思《おも》いとどまった」
とのこと。
このところ殿《との》もものを落《お》っことすことが多《おお》く、
この斧《おの》も殿《との》のものかと思《おも》われた。
するとそこにモコモコの衣《ころも》の男《おとこ》の子《こ》が徐《おもむろ》に現《あらわ》れた。
どうもこのモコモコの衣《ころも》の男《おとこ》の子《こ》もこのところ
ところどころボロボロの斧《おの》を落《お》っことしたのかも

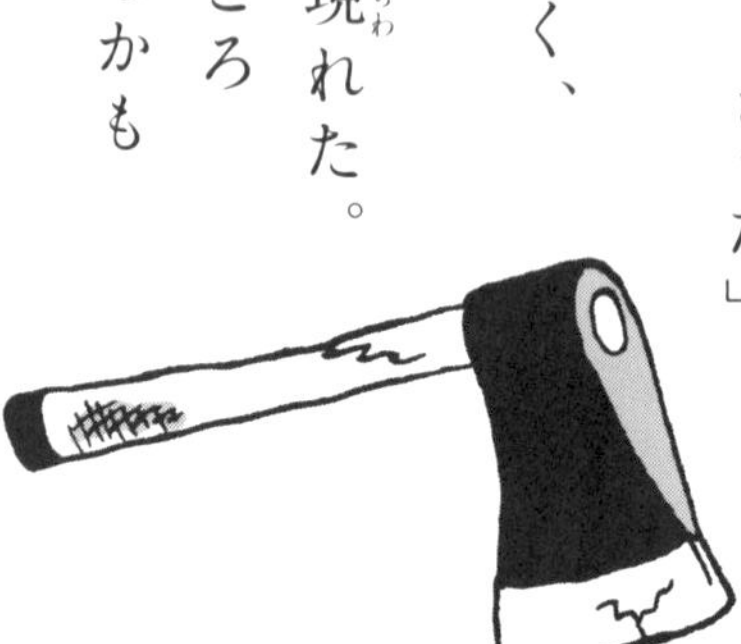

とのこと。
この斧《おの》、殿《との》のものなのか男《おとこ》の子《こ》のものなのか。
そもそもこの男《おとこ》の子《こ》も元々《もともと》どこの子《こ》なのか。
もっと言《い》うとモコモコの衣《ころも》もこの男《おとこ》の子《こ》のものなのか。
この騒動《そうどう》の結果《けっか》、結局《けっきょく》のところところどころ
ボロボロの斧《おの》もモコモコの衣《ころも》も殿《との》のものでも
男《おとこ》の子《こ》のものでもなく、
両方《りょうほう》とも子《こ》どもの頃《ころ》のこそ泥《どろ》のもののとのことだった。

川島教授の脳雑学

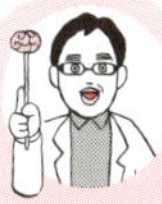

寝ているときに体が突然動かなくなる金縛り。これにも脳が深く関わっています。金縛りは、夢を見るレム睡眠時に起こる現象で、脳は起きているのに体が眠っている状態がそれ。「睡眠まひ」とも呼ばれます。

046

貴子《たかこ》は韓国《かんこく》から帰国後《きこくご》、韓国《かんこく》に飽《あ》きたから明日《あした》から
秋田《あきた》に行《い》きたくて、帰宅《きたく》して秋田《あきた》行《ゆ》きの支度《したく》をしていた。
しかし韓国料理《かんこくりょうり》で浪費《ろうひ》し旅費《りょひ》もなくなっていたため
行《い》きたかった秋田《あきた》だったが貴子《たかこ》は
仕方《しかた》なく泣《な》く泣《な》く諦《あきら》めた。
そして自宅《じたく》でかなり眠《ねむ》りかけていた貴子《たかこ》に
宅配便《たくはいびん》が届《とど》いた。
それは貴子《たかこ》が買《か》ってた高《たか》かった画期的《かっきてき》な
肩《かた》たたき器《き》だった。
昔《むかし》から貴子《たかこ》は肩《かた》がなかなか硬《かた》かったから高《たか》かったが
肩《かた》たたき器《き》を買《か》っちゃったのだった。だが

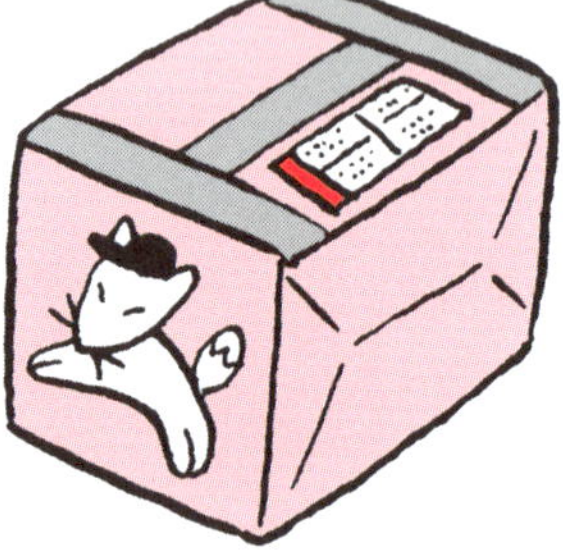

「こんな高《たか》かった肩《かた》たたき器《き》買《か》わなかったら
秋田《あきた》行《い》けたな」
と貴子《たかこ》は語《かた》った。
とりあえず使《つか》ってみようと電源《でんげん》を入《い》れると、
肩《かた》たたき器《き》はただただ温《あたた》かくなりカタカタ音《おと》がなるだけ。
これに甚《はなは》だ腹《はら》が立《た》った貴子《たかこ》は
韓国《かんこく》で買《か》った刃《は》が歯形《はがた》だらけの刀《かたな》でただただ温《あたた》まった
高《たか》かった肩《かた》たたき器《き》を叩《たた》き斬《き》ったのだった。

川島教授の脳雑学

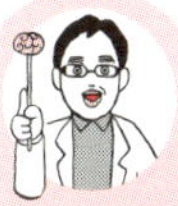

脳のトレーニング効果を実感するためには、できるだけ同じ時間帯にトレーニングをしましょう。おすすめは午前中です。さらに、早口ことば前に食事をとると、より効果は絶大！　脳に栄養がまわっていないと、トレーニング効果は半減してしまいます。

まだまだある！

脳に効く「早口ことば」

「脳に効く早口ことば スパルタ」の本編は、楽しんでいただけましたか？
ここではさらに18本の「早口ことば」をご紹介！　慣れてきたら、1から18まで、一気に挑戦してみるのもおすすめです。

001
さらばだタラバ《さらばだたらば》

002
ミニ右耳　ビッグ左ピース《みにみぎみみ　びっぐひだりぴーす》

003
あのデカめのカメの中身カニじゃね？《あのでかめのかめのなかみかにじゃね？》

004
やわらかあたたかかかたつむり《やわらかあたたかかかたつむり》

005
頭とか肩とか踵とかにタカ《あたまとかかたとかかかととかにたか》

006
駅前に寝間着エリマキトカゲ《えきまえにねまきえりまきとかげ》

007
めちゃめちゃびちゃびちゃ美術部《めちゃめちゃびちゃびちゃびじゅつぶ》

008

右ひじにミニビキニ
左ひざにザリガニ2匹2時に
みぎひじにみにびきに
ひだりひざにざりがににひきにじに

009

東京特許許可局
だったとこ薬局になってる
とうきょうとっきょきょかきょく
だったとこやっきょくになってる

010

ホットケーキ　ゲットガール
ドッジボール　ヒットボーイ
ほっとけーき　げっとがーる
どっじぼーる　ひっとぼーい

011

北からキャタピラ　カピバラ来た！
きたからきゃたぴら　かぴばらきた！

012

女子死守寿司紳士
じょししししゅすししんし

013

ハム噛むパグ抱き　はにかむ白髪
はむかむぱぐだき　はにかむはくはつ

014

祖母ボソボソ祖父モフモフ
そぼぼそぼそそふもふもふ

015

寝込む三毛猫見守る獣
ねこむみけねこみまもるけもの

016

急にきゅうり9本食う母
きゅうにきゅうりきゅうほんくうはは

017

短パンチンパンジー
審判パンチパーマ一般人パンチ
たんぱんちんぱんじー
しんぱんぱんちぱーま　いっぱんじんぱんち

018

冷凍校長製造工場
妄想剛毛高校生
れいとうこうちょうせいぞうこうじょう
もうそうごうもうこうこうせい

エピローグ

苦しいトレーニングを積んで
ようやく手に入る脳の健康ではなく、
笑顔でトレーニングした先に脳の健康「も」手に入る。
これが私の考える「脳トレ」の理想です。

だからこそ第1弾の書籍を出して以来、

「失敗しても、うまくいっても、
家族みんなが大笑いしました」

「こんな楽しい脳トレは初めてです」

などのお言葉を頂戴し、とっても嬉しかったです。

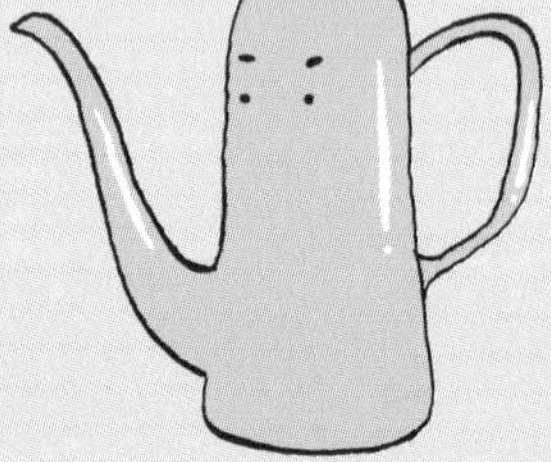

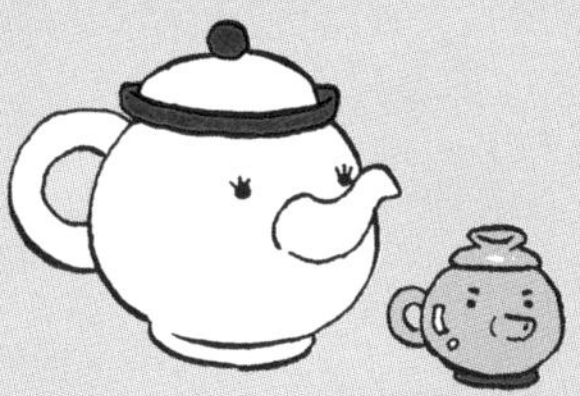

「早口ことばが脳に効くこと」は
科学的に間違いなく正しいと言えます。
ですから、すぐに効果を感じられない人も、
ぜひ、毎日チャレンジしてみてください。
毎日の習慣にしてもらうことで、
効果を感じられる日が必ず訪れます。

本書がますますたくさんの人の笑顔を
生み出すことを心より祈っております。

川島隆太

監修

川島隆太（かわしま・りゅうた）

医学博士、東北大学加齢医学研究所教授。1959年千葉県生まれ。脳活動のしくみを研究する「脳機能イメージング」のパイオニア、脳機能開発研究の第一人者。2000万本以上を売り上げたニンテンドーDS用ソフト「脳を鍛える大人のDSトレーニング」シリーズの監修者。『新ときめき脳活パズル120日』（Gakken）『スマホが学力を破壊する』（集英社）など、著書、監修書多数。宮城県蔵王町観光大使も務める。

早口ことば芸人

大谷健太（おおたに・けんた）

吉本興業所属の早口ことば芸人・作家。1985年福岡県生まれ。2020年の「R-1ぐらんぷり」で敗者復活ステージを勝ち抜き、準優勝。その後、得意の絵と早口ことばを組み合わせた「早口ことばネタ」が注目を浴び、テレビ番組等に多数出演。

Staff

カバーデザイン　渡邊民人+谷関笑子（TYPEFACE）
カバーイラスト、本文イラスト　伊藤ハムスター
本文デザイン、DTP　トモエキコウ
撮影　碕 雄大
ヘアメイク　海山真由子
ナレーター　竹内 圭
校正　夢の本棚社
編集協力　スリーシーズン
編集　岸田健児（サンマーク出版）

とっさに言葉《ことば》が出《で》てこない人《ひと》のための
脳《のう》に効《き》く早口《はやくち》ことば スパルタ

2025年1月30日　初版発行
2025年3月20日　第4刷発行

発行人　黒川精一
発行所　株式会社サンマーク出版
〒169-0074
東京都新宿区北新宿2-21-1
電話　03-5348-7800
印刷所　共同印刷株式会社
製　本　株式会社若林製本工場

ISBN 978-4-7631-4192-7　C2036
ホームページ　https://www.sunmark.co.jp

巻末特別付録

早口ことば カードゲーム

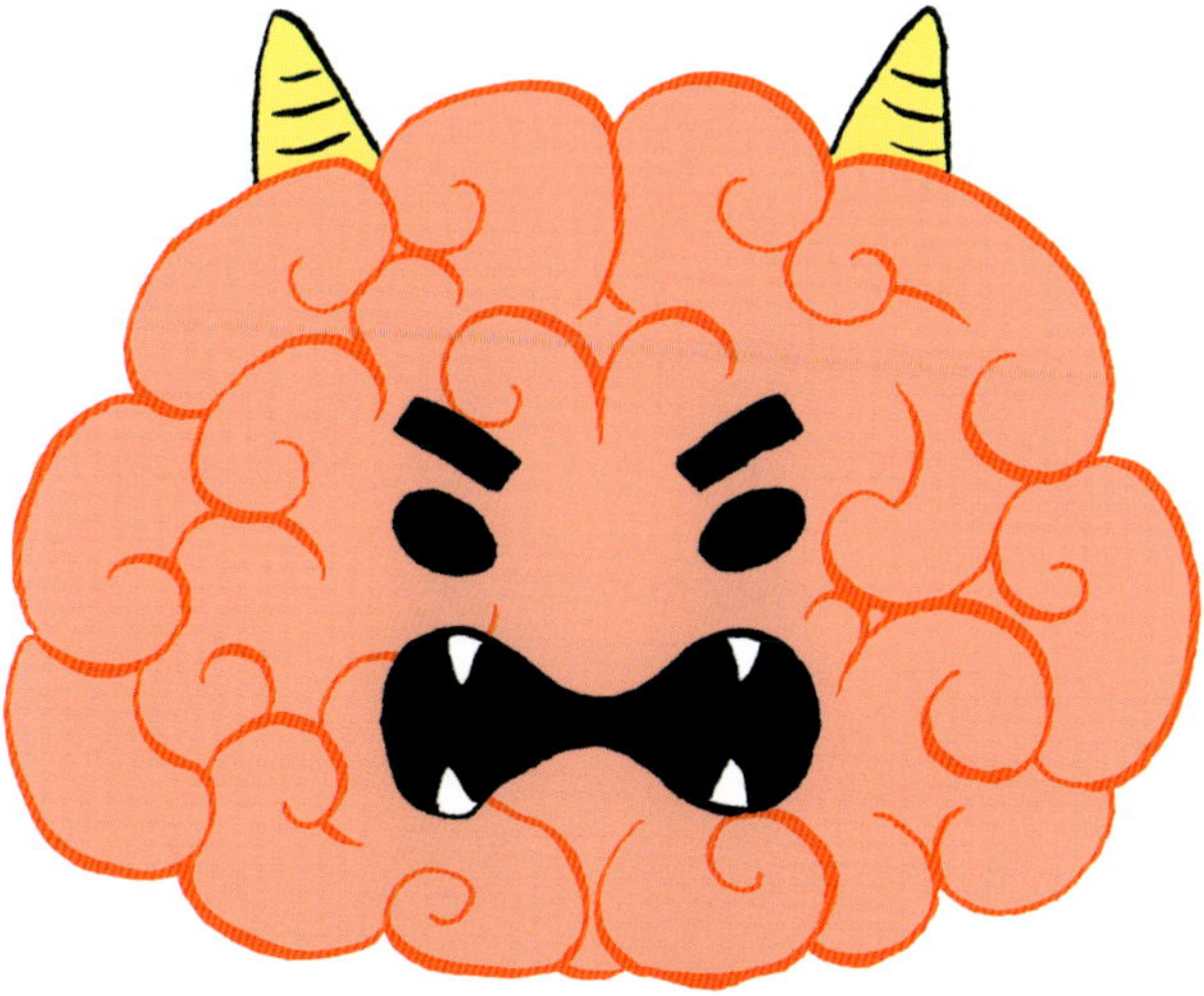

「大勢で盛り上がれて、しかも脳トレにもなる!」
そんな、夢のような話を実現すべく、
本書だけのオリジナルカードゲームを開発いたしました。
裏ページの「ルール」に沿って、ご家族やご友人と一緒に、
早口ことばカードゲームをお楽しみください!

基本ルール

カードに書かれた「早口ことば」を文章になるようように場に並べていき、自分の出したカードで次の人が①笑ってしまうか、②噛んでしまった場合、場のカードは自分のものに！こうして、生き残り合戦を繰り広げる、新感覚のカードゲームです。

やり方

1. 全32枚のカードを、参加人数分に配る。
2. 1人目(自分の番の人)が、カードを場に出し、次の番の人がカードに書かれた早口ことばを読み上げる。この時、笑ってしまうか、噛んでしまうと、場に出ているカードは全て、カードを出した人の持ち札となる。
3. もし笑わずに、早口ことばを言うことにも成功すれば、場に出ている早口ことばに対して、文章になるように、自分の持ち札からカードを場に出す。

   例 1枚目「シャンソン歌手」→2枚目「摘出手術中」→3枚目「卒業証書授与」
4. （2）と（3）をくりかえし、自分の持ち札がなくなったら負け。最後までカードが手もとに残っていた人の勝利。

老《ろう》若《にゃく》男《なん》女《にょ》

魔《ま》術《じゅつ》師《し》

車《しゃ》掌《しょう》さん

タラバガニ

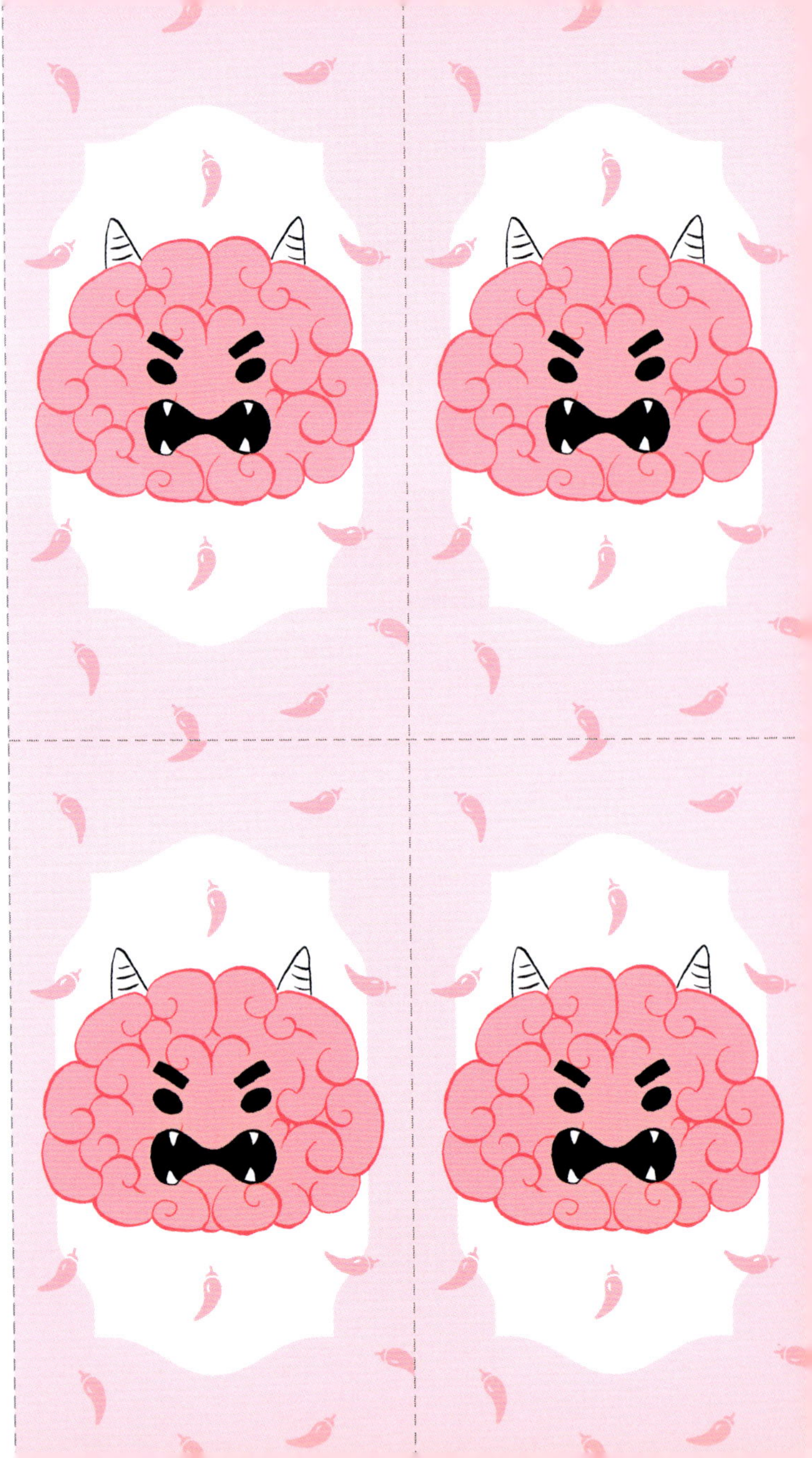

醸《じょう》造《ぞう》酒《しゅ》

首《しゅ》相《しょう》

シャンソン歌《か》手《しゅ》

高《こう》所《しょ》得《とく》者《しゃ》層《そう》

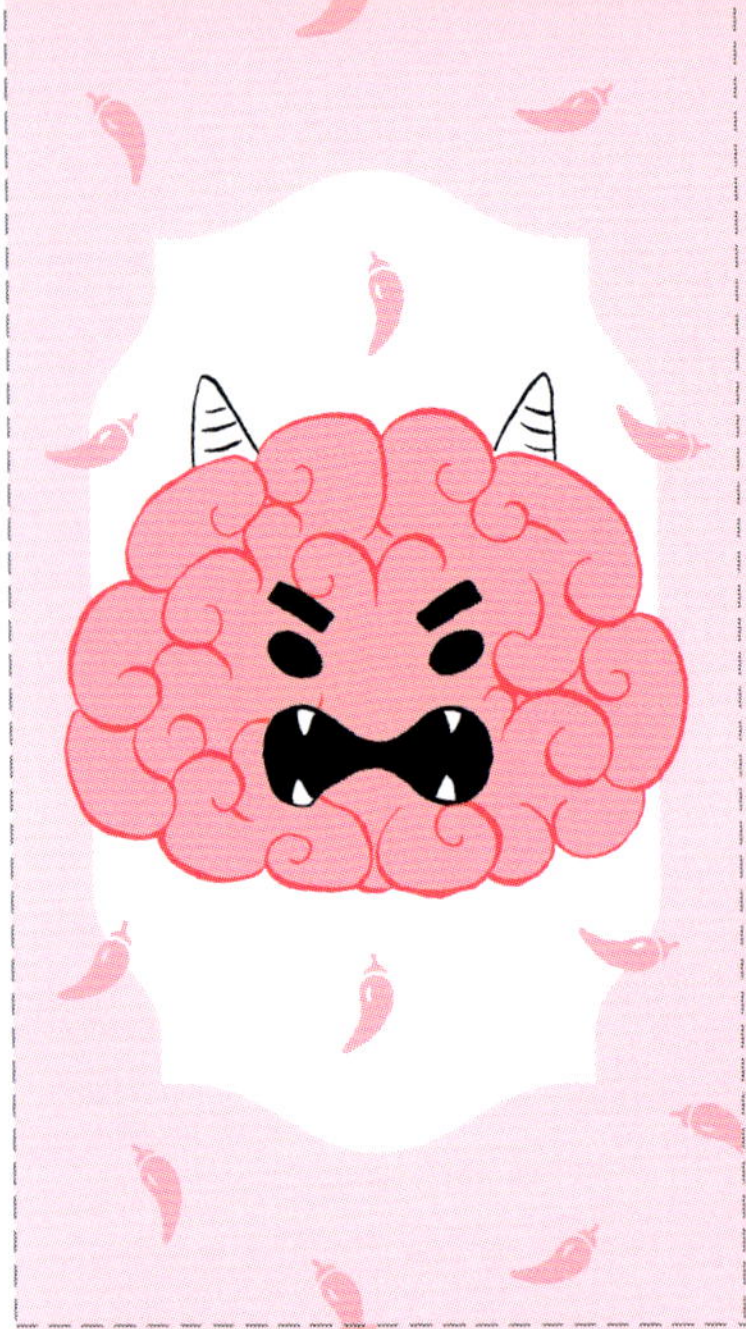
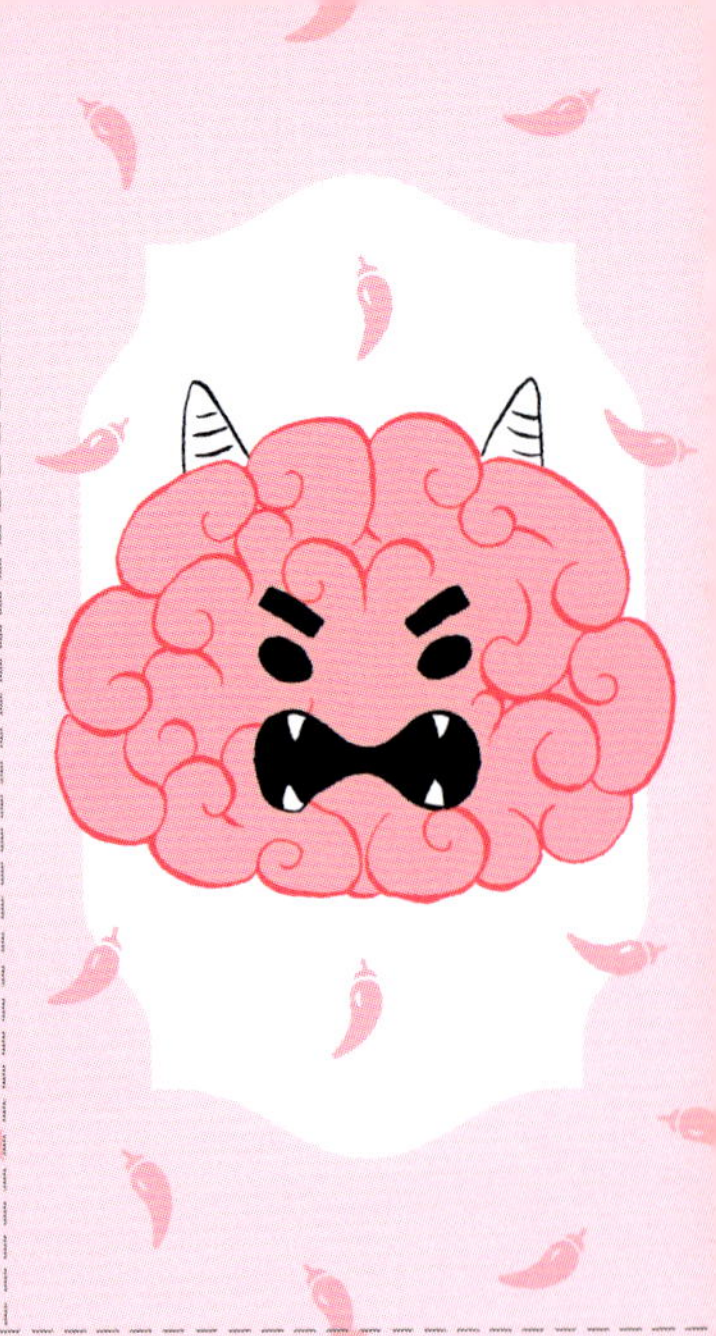
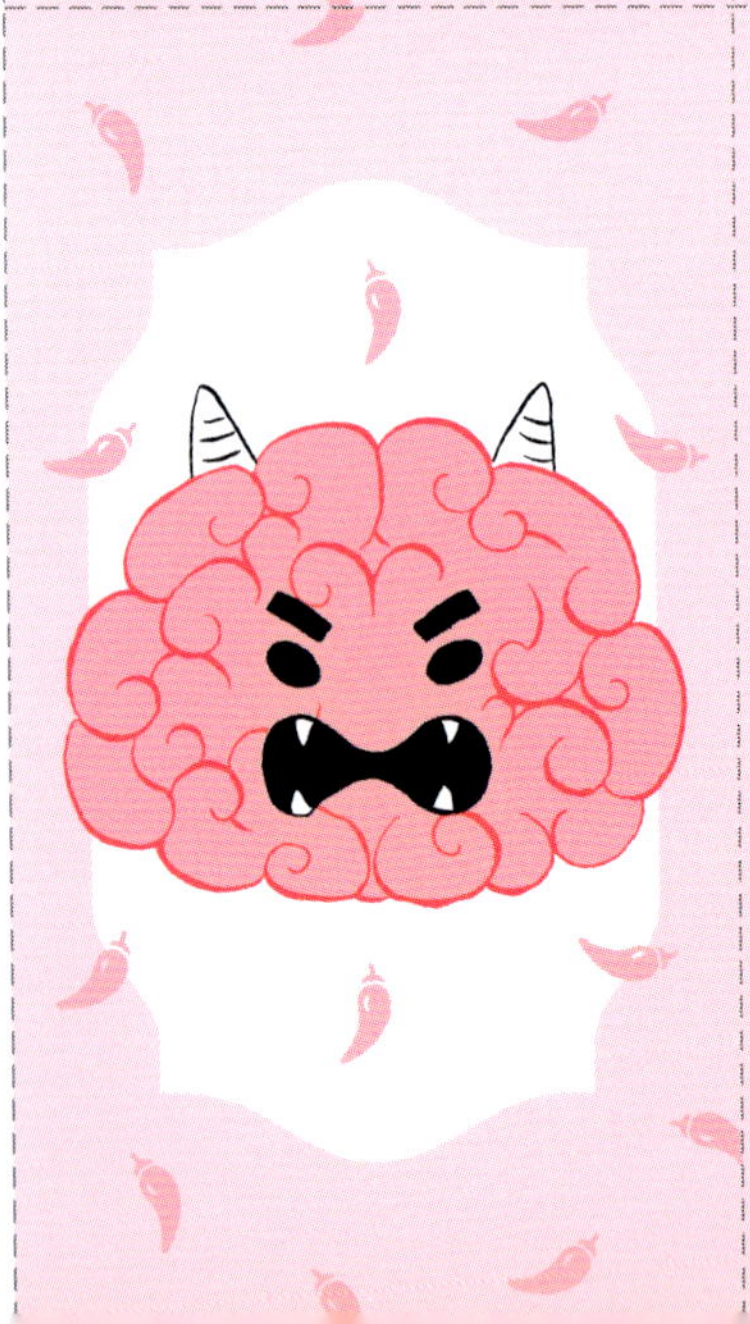
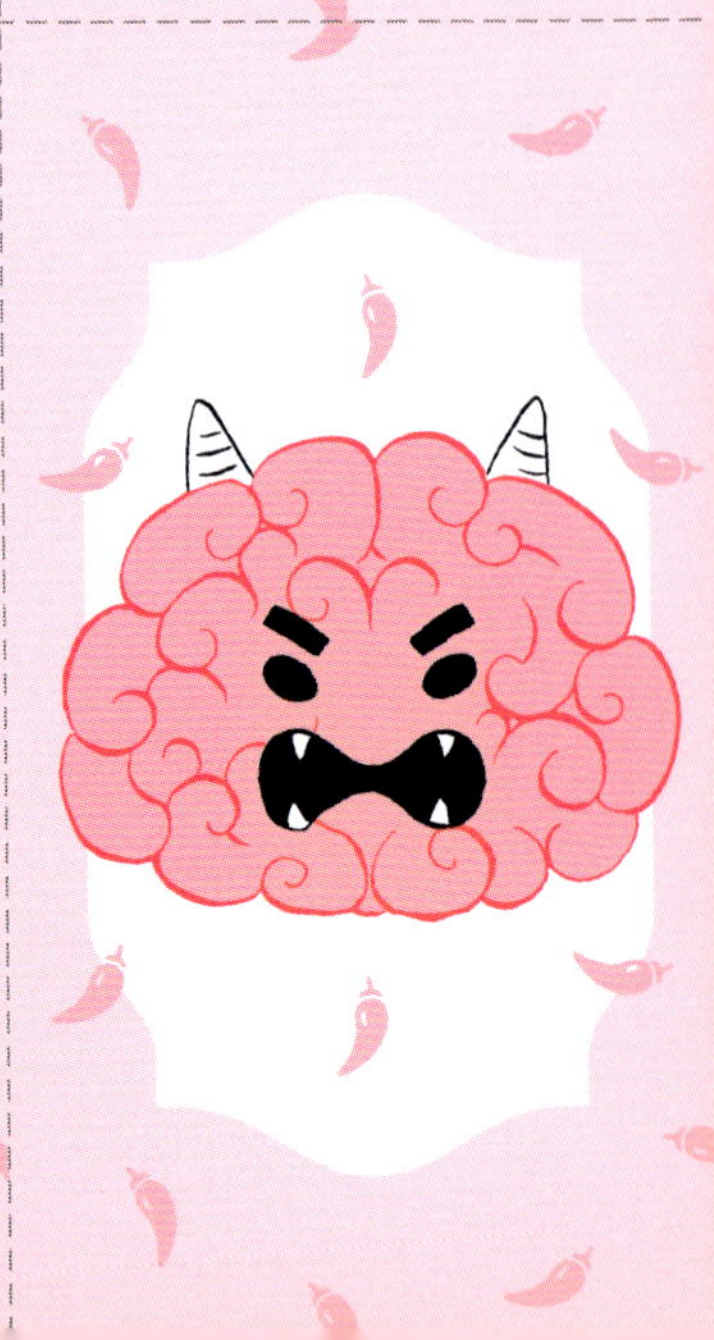

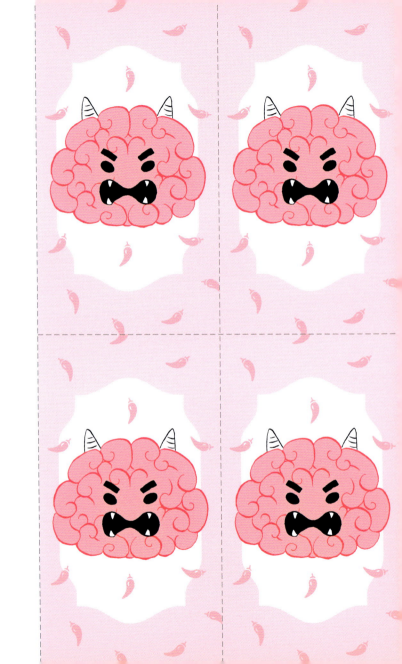

操《そう》縦《じゅう》席《せき》

手《しゅ》術《じゅつ》室《しつ》

新《しん》春《しゅん》祝《しゅく》賀《が》会《かい》

生《せい》活《かつ》必《ひつ》需《じゅ》品《ひん》

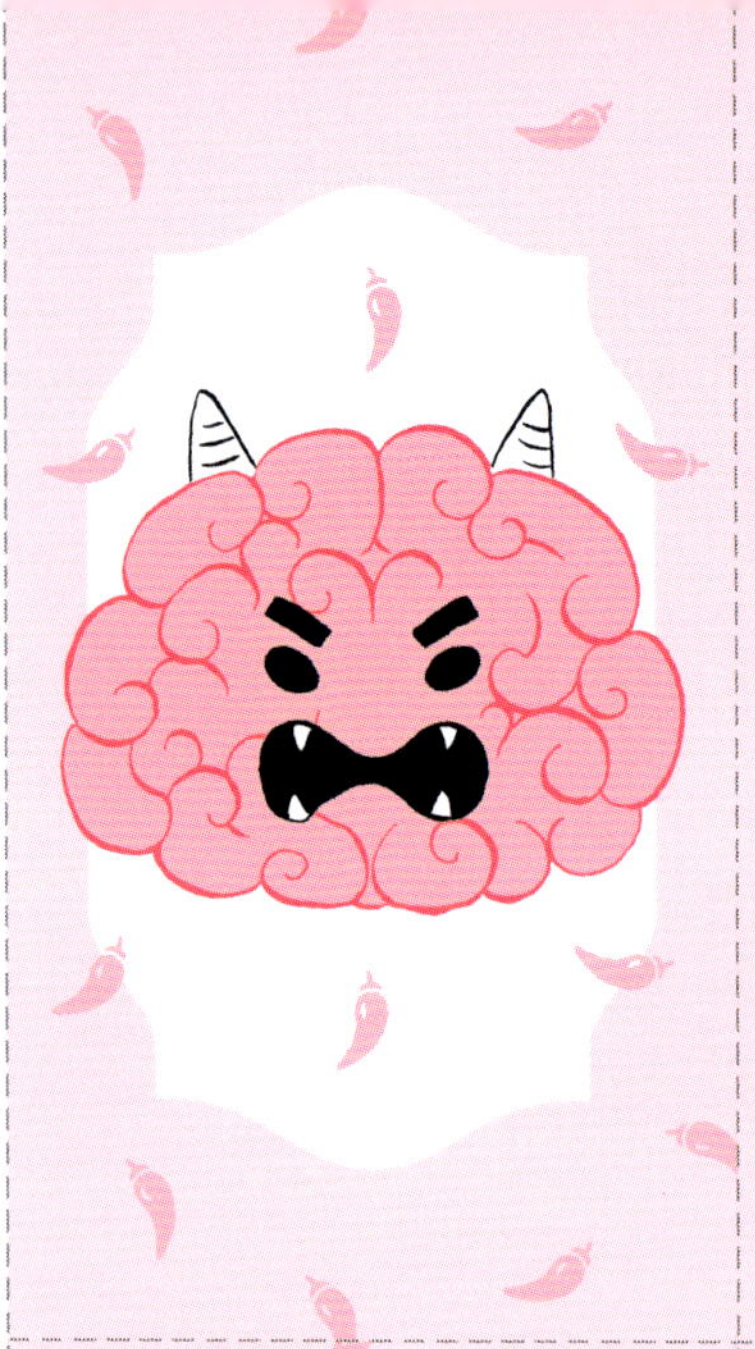
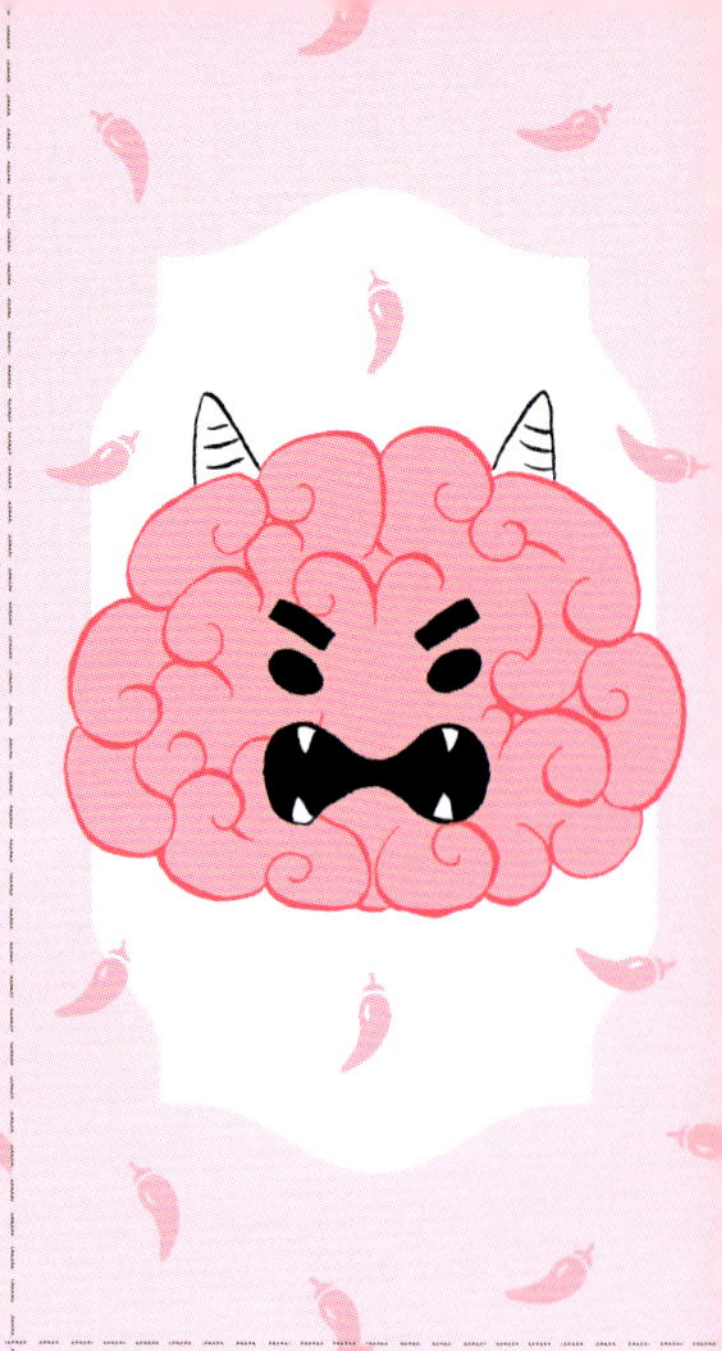
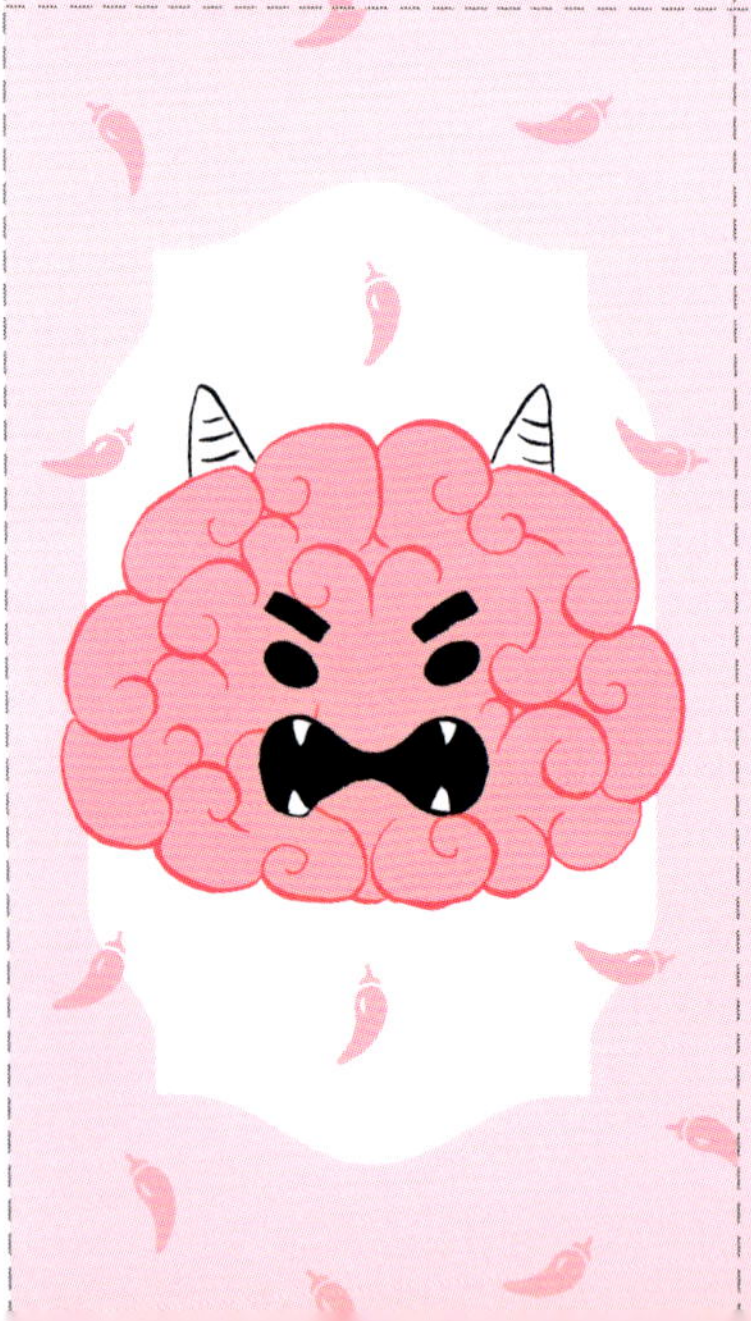
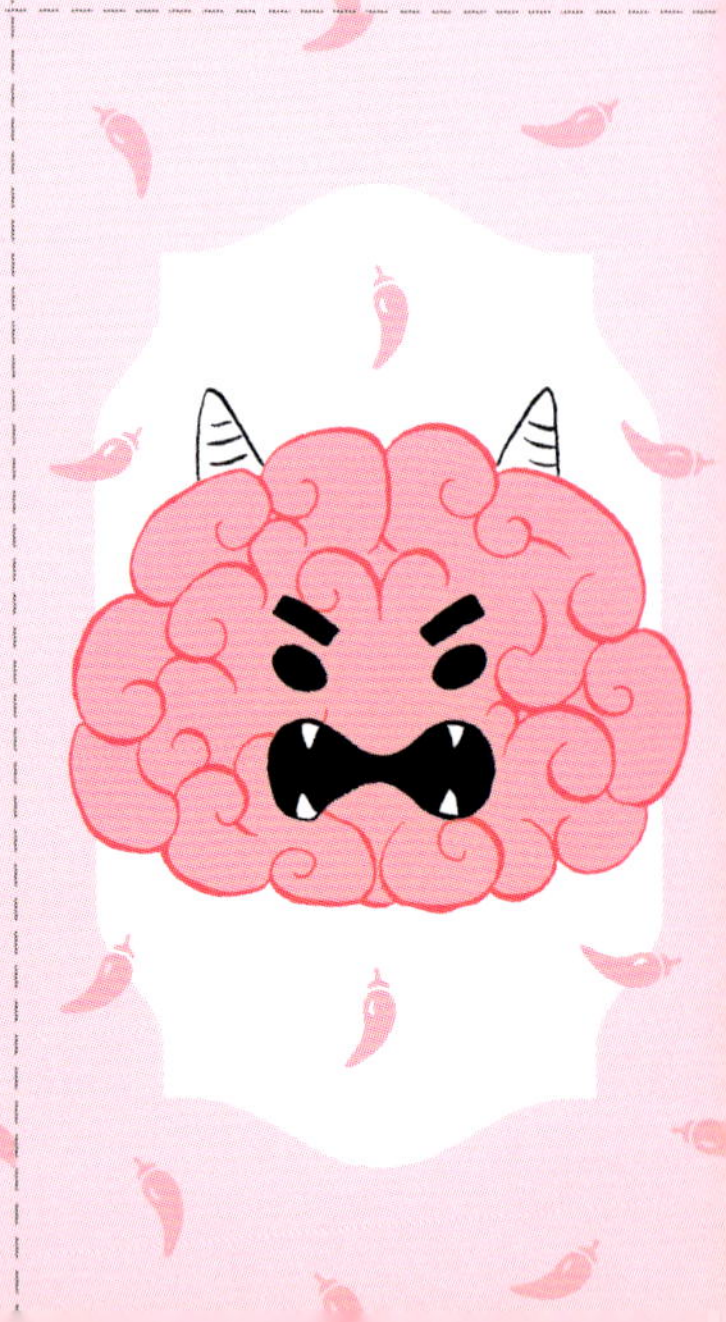

無《む》秩《ちつ》序《じょ》

稀《まれ》に見《み》る

生《なま》あたたかかった

仲《なか》むつまじい

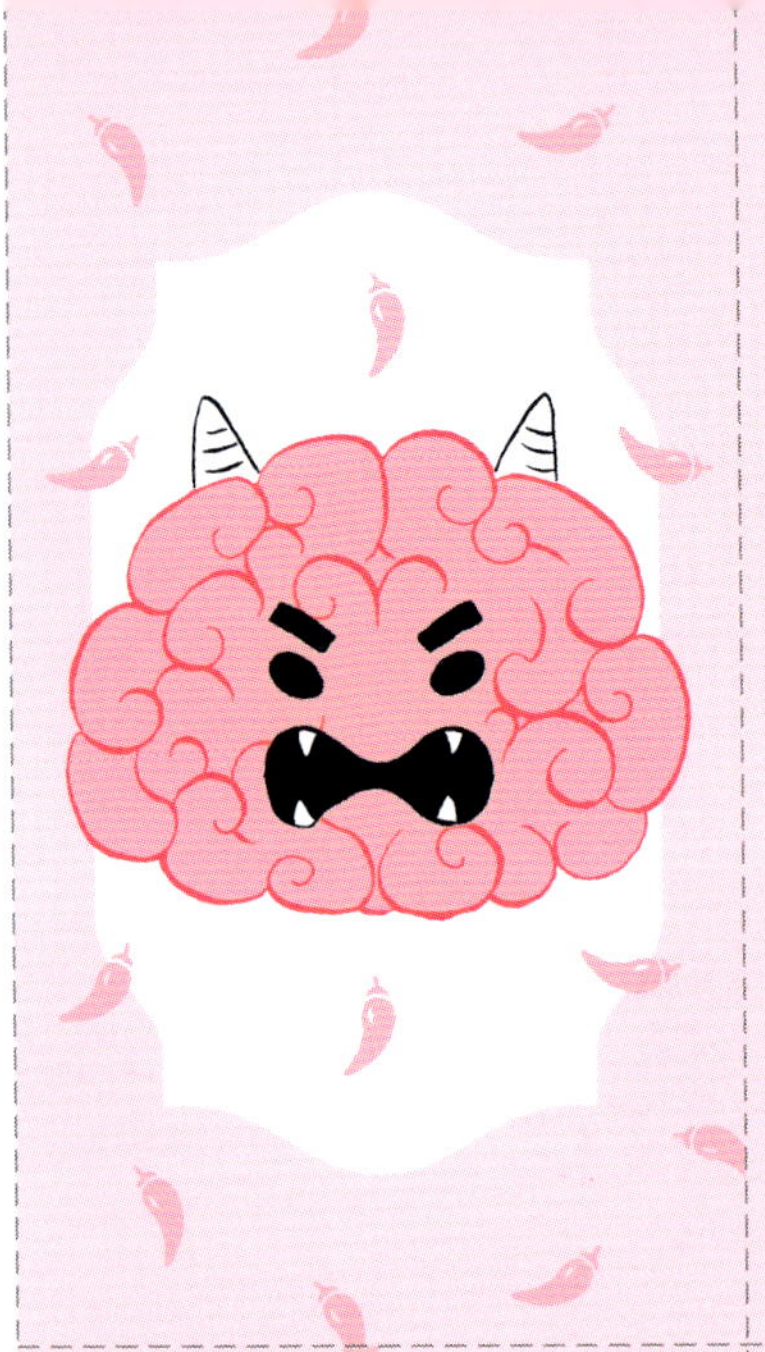
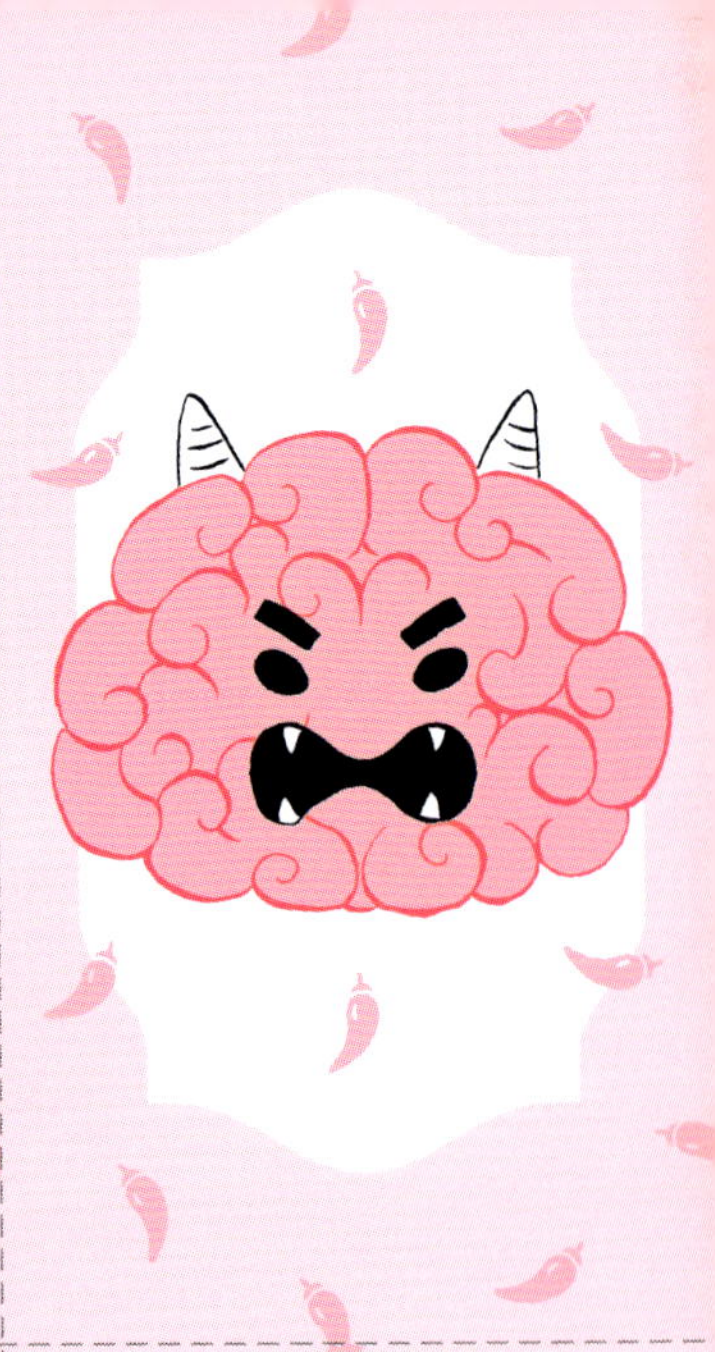
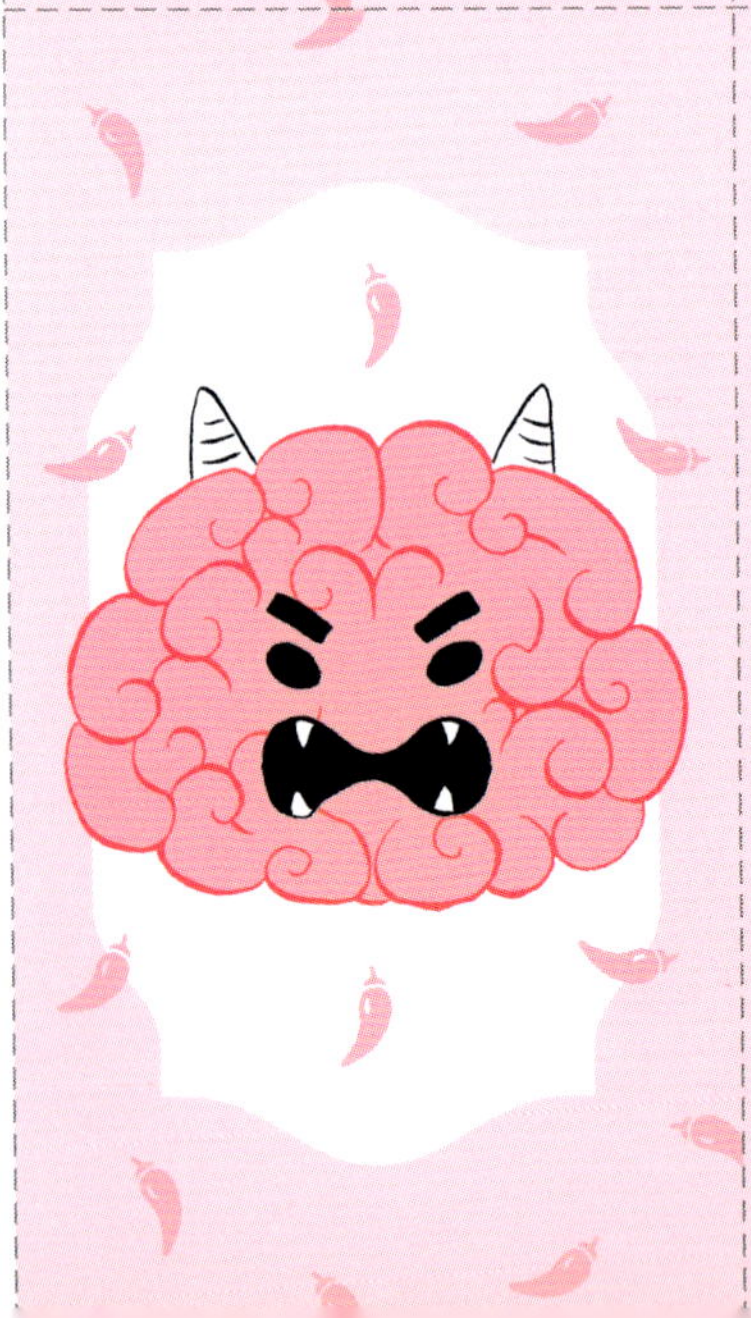
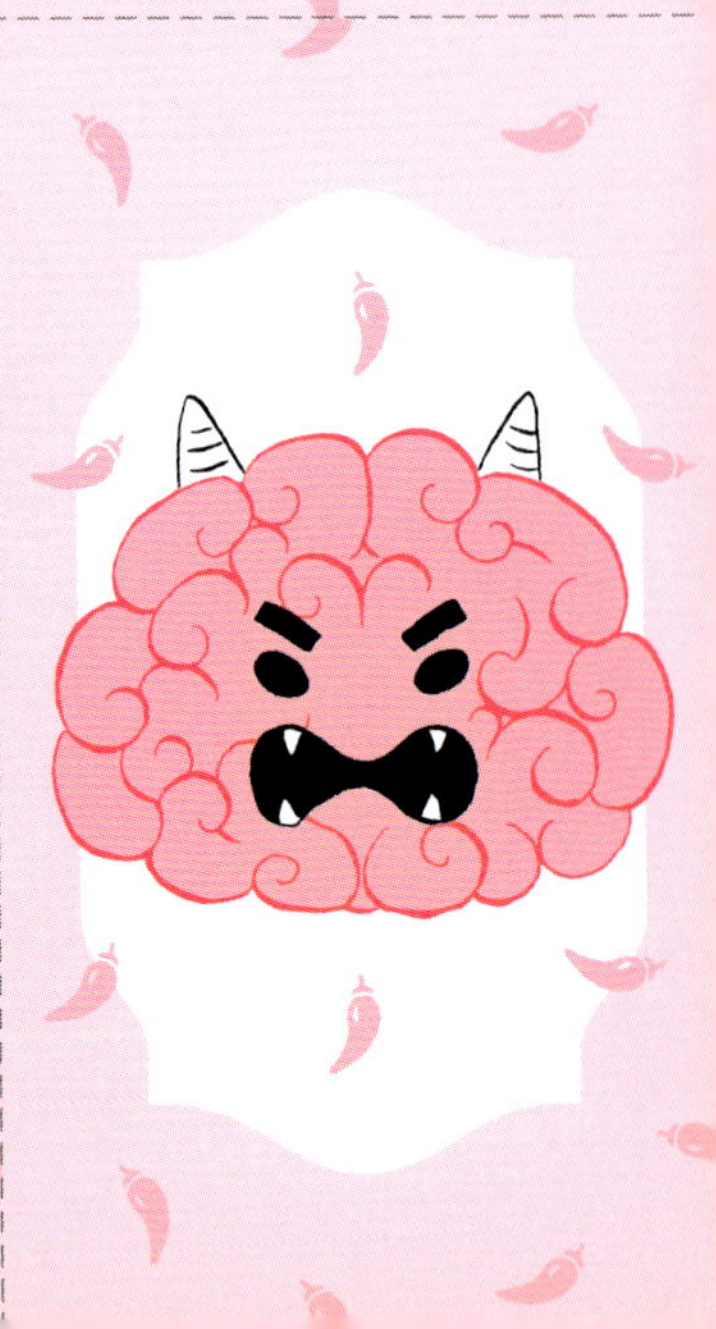

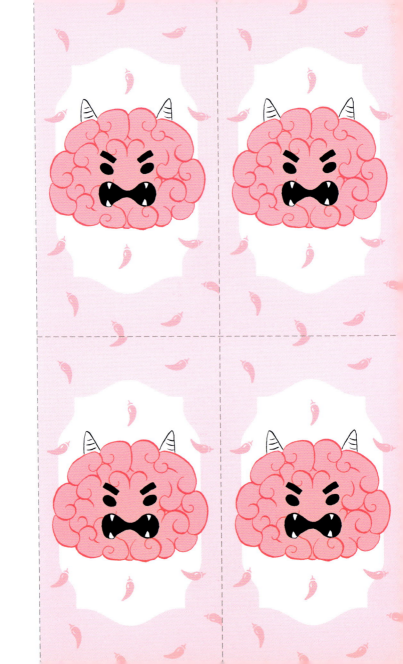

修《しゅ》行《ぎょう》中《ちゅう》

輸《ゆ》出《しゅつ》する

東《とう》京《きょう》特《とっ》許《きょ》許《きょ》可《か》局《きょく》

調《ちょう》査《さ》書《しょ》調《ちょう》査《さ》中《ちゅう》

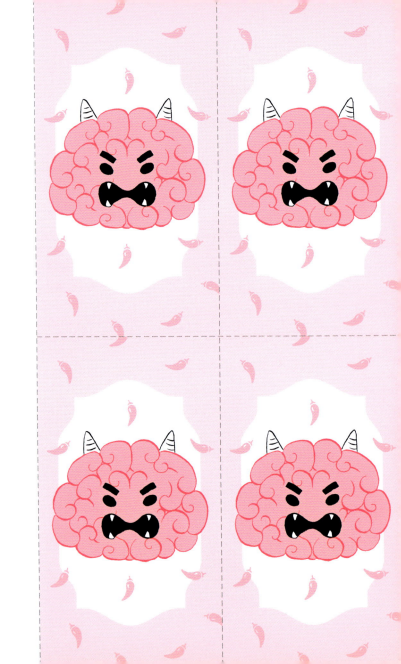

さっさと去《さ》る

流出《りゅうしゅつ》

取《と》り沙汰《ざた》される

見《み》誤《あやま》る

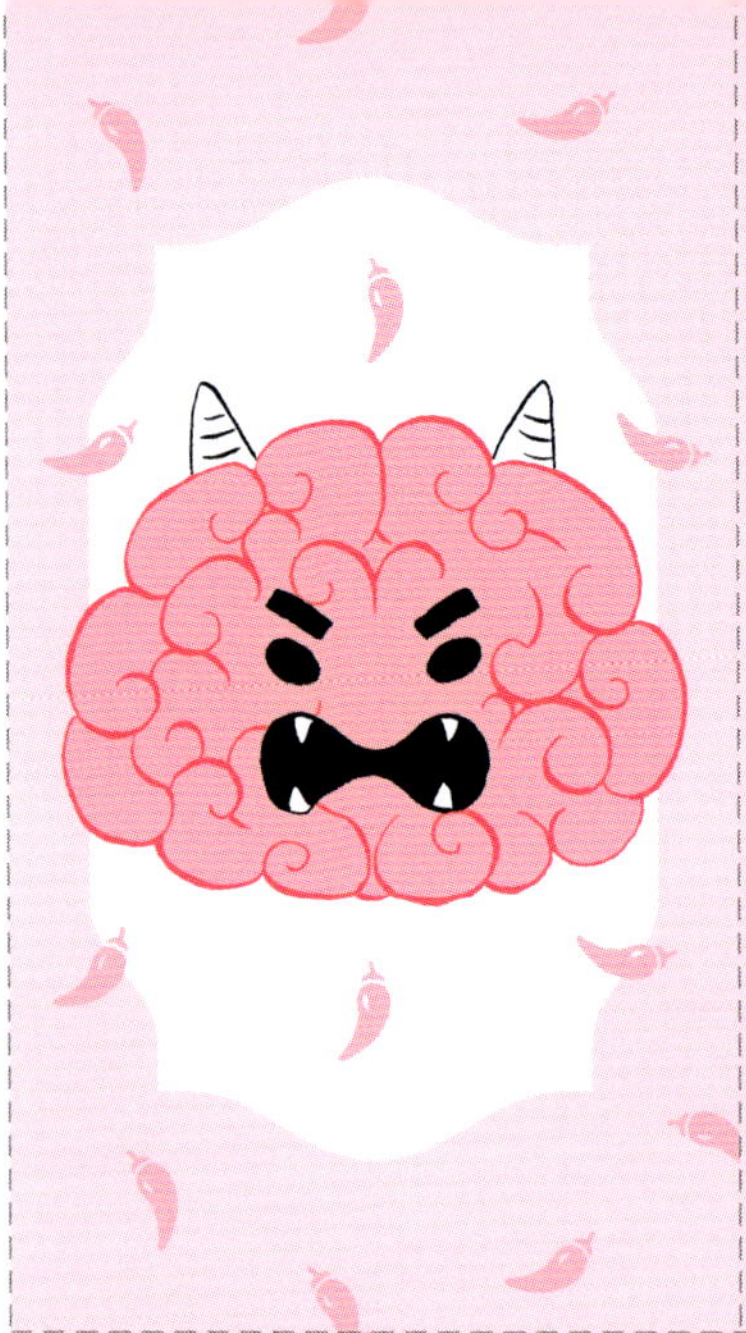
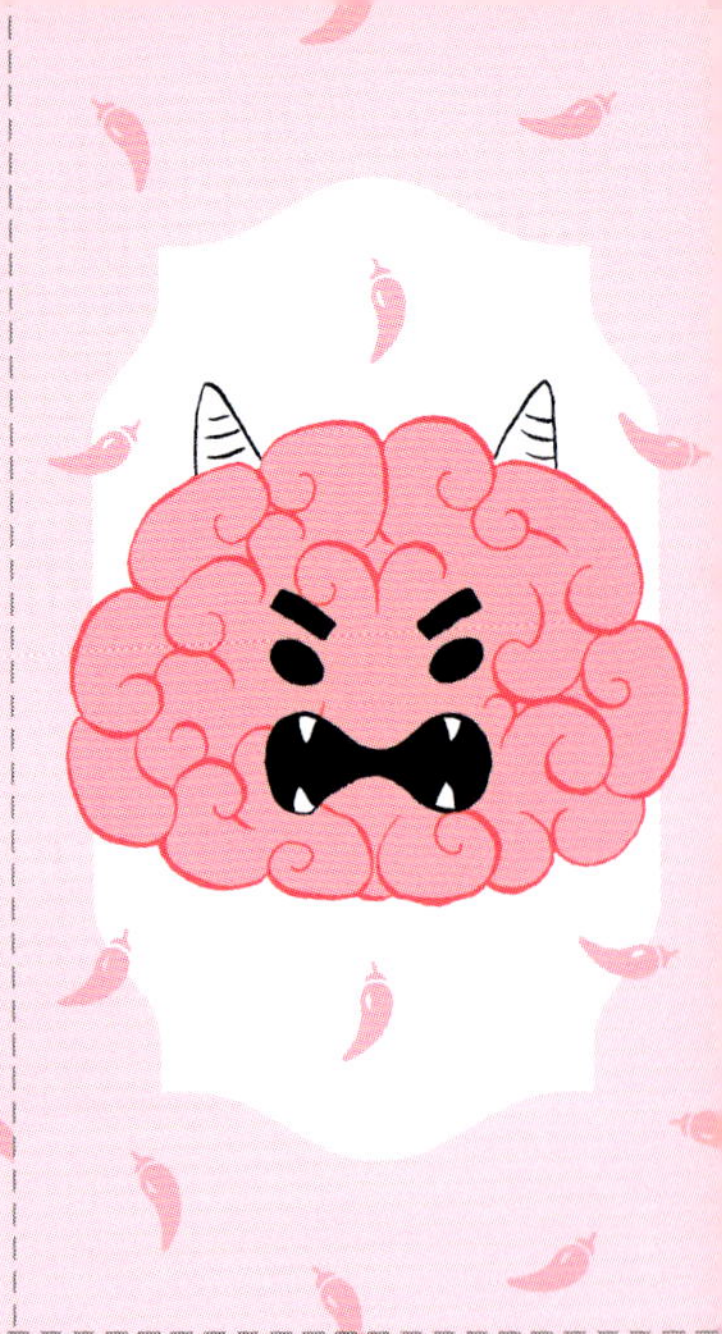
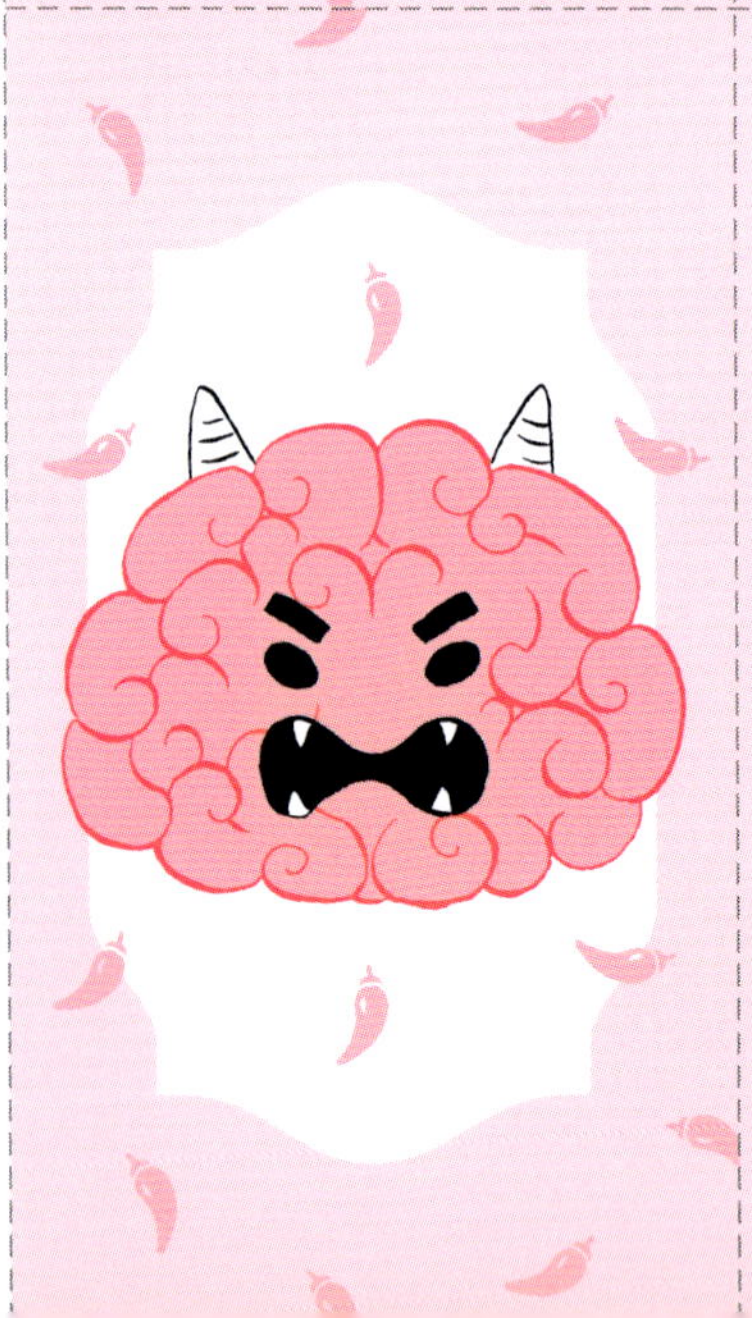
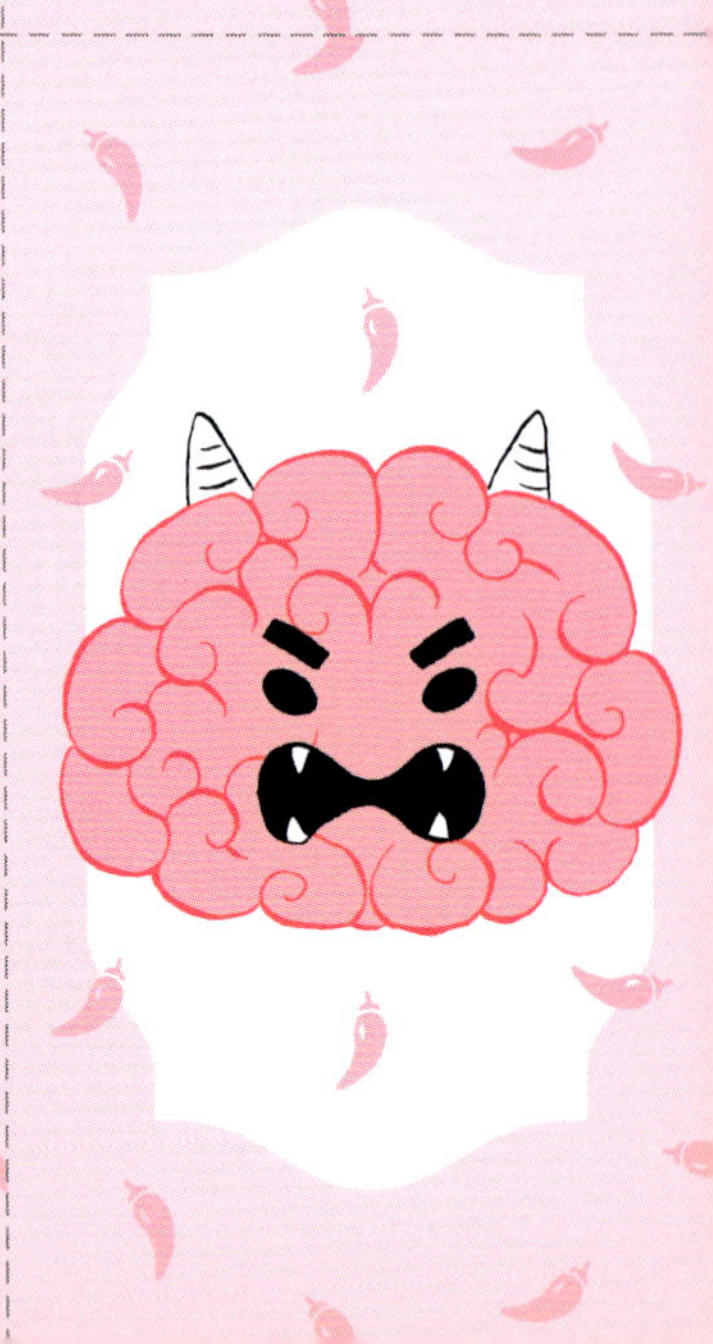

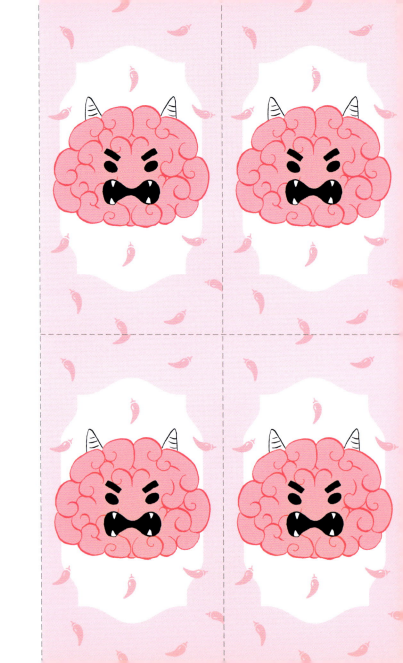

初《はつ》出《しゅつ》場《じょう》

高《こう》所《しょ》恐《きょう》怖《ふ》症《しょう》

商《しょう》標《ひょう》法《ほう》違《い》反《はん》

着《ちゃく》手《しゅ》する

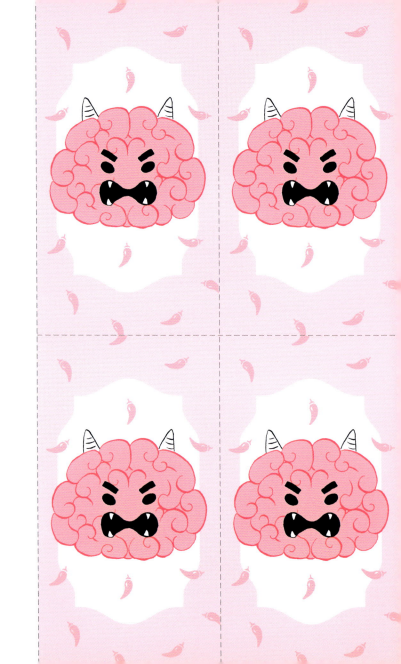

卒《そつ》業《ぎょう》証《しょう》書《しょ》授《じゅ》与《よ》

摘《てき》出《しゅつ》手《しゅ》術《じゅつ》中《ちゅう》

救《きゅう》出《しゅつ》中《ちゅう》

車《しゃ》窓《そう》清《せい》掃《そう》

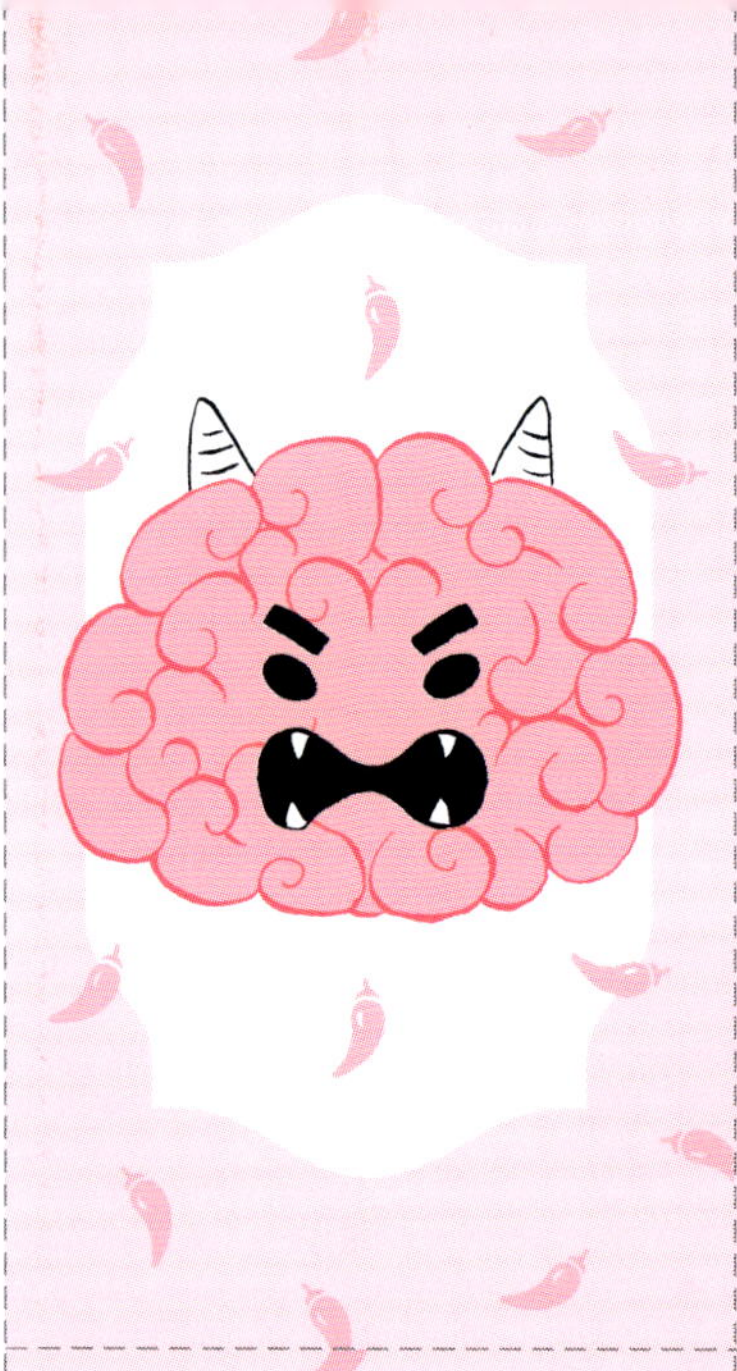
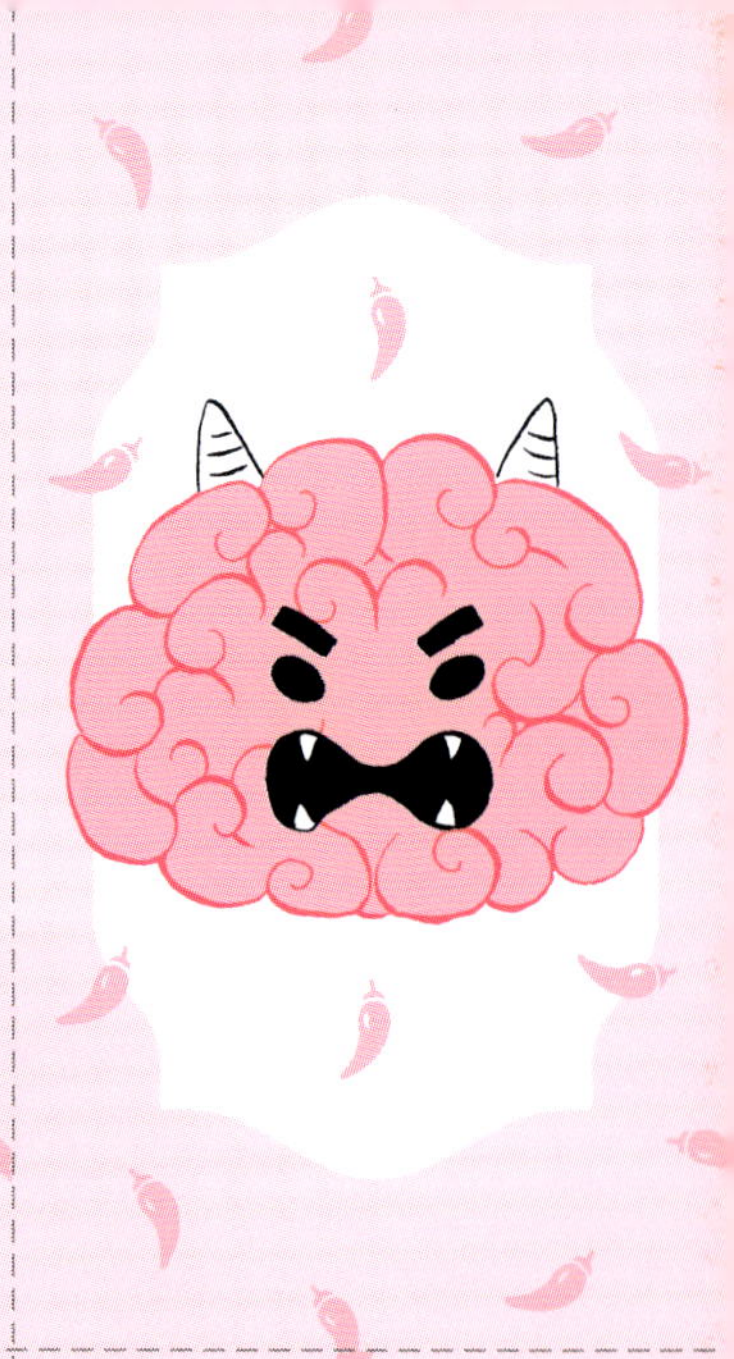
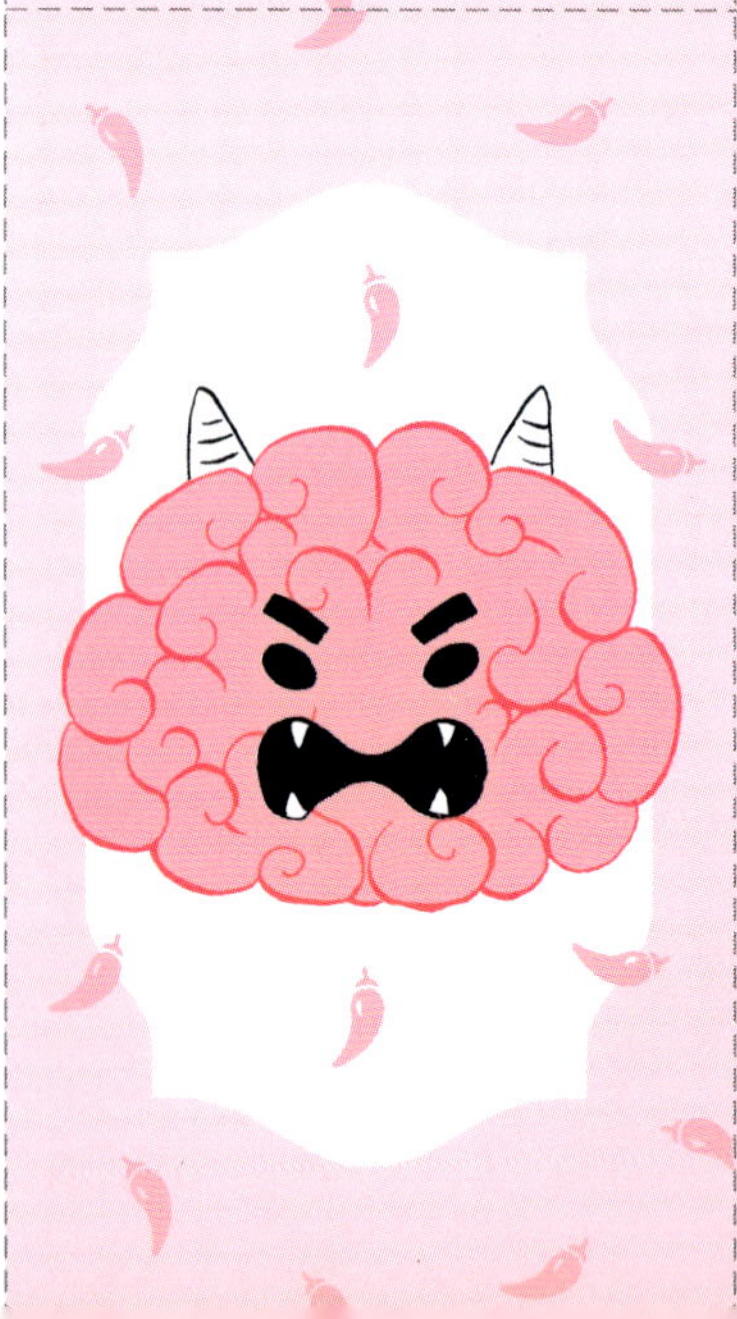
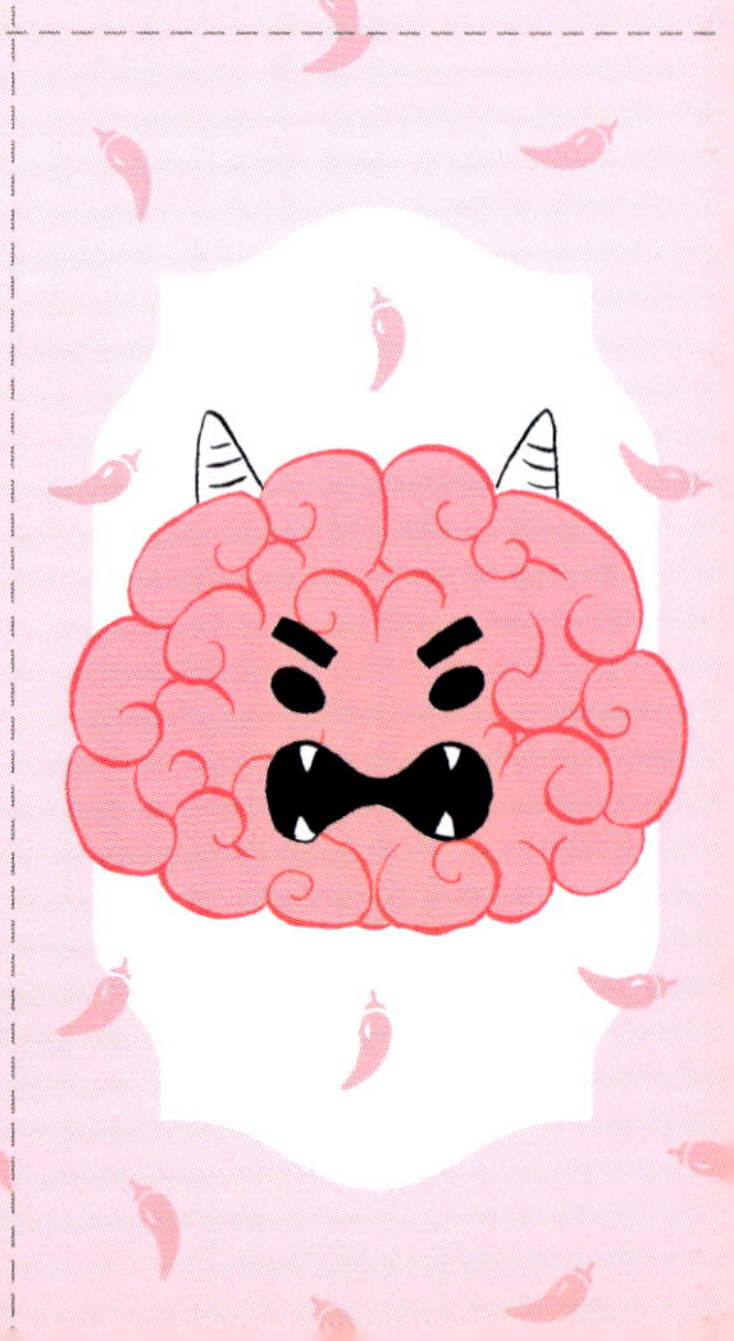